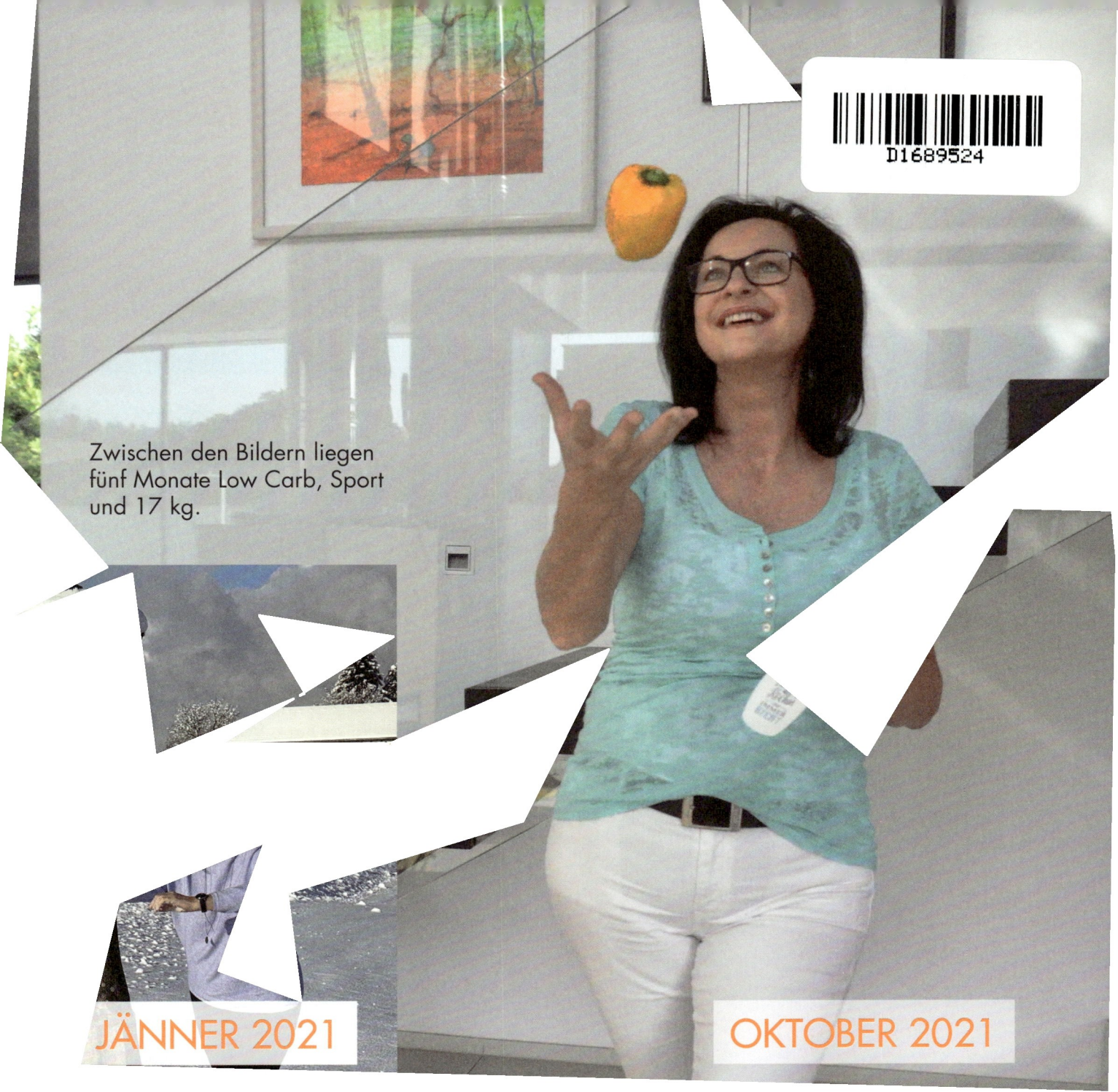

Zwischen den Bildern liegen fünf Monate Low Carb, Sport und 17 kg.

JÄNNER 2021

OKTOBER 2021

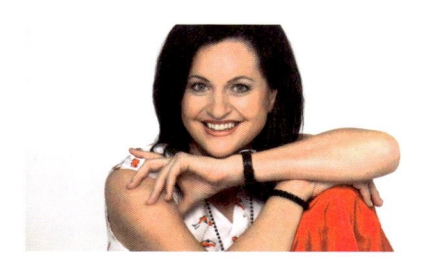

ANITA MOSER GANZ PRIVAT

Wer kennt das nicht? Nach den Weihnachtsfeiertagen und dem Jahreswechsel stellt sich verstärkt der Wunsch nach einer Gewichtsreduktion ein. So auch bei mir und Werner.

Wir beschließen also, den Weg, Gewicht zu reduzieren, gemeinsam zu gehen.

Kochen und Backen bereiten mir nach wie vor sehr große Freude und so entstehen dabei, über Monate hinweg, zahlreiche neue Rezepte aus vielen meiner Experimente. Rezepte, die allesamt eine Überschrift tragen: kalorienreduziert. Hinter dem Begriff „Low Carb" steht eine strenge regulative Art, welche Lebensmittel für eine kalorienreduzierte Ernährung geeignet sind und eingesetzt werden können.

Ich leihe mir diesen Überbegriff für dieses neue Werk. In meinen Rezepten gehe ich meinen eigenen Weg, der nicht immer hundertprozentig mit dem Regulativ „Low Carb" übereinstimmt. Frei und ganz nach meinem Lebensmotto: Ausnahmen bestätigen die Regel.

Die gesunde, reduzierte Ernährung ist ein wesentlicher Teil, der uns sehr erfolgreich zu unserem Ziel führt.

Gemeinsam zeigt uns die Waage nach 5 Monaten Low Carb-Ernährung einen Gewichtsverlust von rund 30 Kilos. Begleitet wurde diese Zeit mit drei- bis viermal wöchentlichem Sport, einer Ernährung im 16/8-Rhythmus (16 Stunden Essenspause, 8 Stunden Essen) und Verzicht auf Alkohol.

Für mich waren diese Tage, Wochen und Monate keine schwierige, eingeschränkte Zeit, sondern geprägt durch den täglichen Genuss neuer, spannender und sehr schmackhafter Gerichte. Selbst Süßes, egal, ob mittags oder zum Kaffee, kommt dabei in keiner Weise zu kurz.

Und es kam die Zeit nach Low Carb. Im Anschluss an die Low Carb-Ernährung kochen wir nun nicht mehr hundertprozentig Low Carb, aber dennoch etwas reduzierter. Wir essen kleinere Portionen, essen mit Maß und Ziel (FDH – „friss die Hälfte") und halten so auch dauerhaft unser Gewicht.

Ich freue mich nun, meine kreierten Rezepte im neuem Werk #3 – Private Taste Low Carb vielen Menschen zur Verfügung stellen zu dürfen und wünsche mir, dass damit auch anderswo noch viele, viele Kilos purzeln.

Viel Spaß beim Nachkochen, Nachbacken, Ausprobieren und gemeinsamen Genießen
Ihre

www.private-taste.at

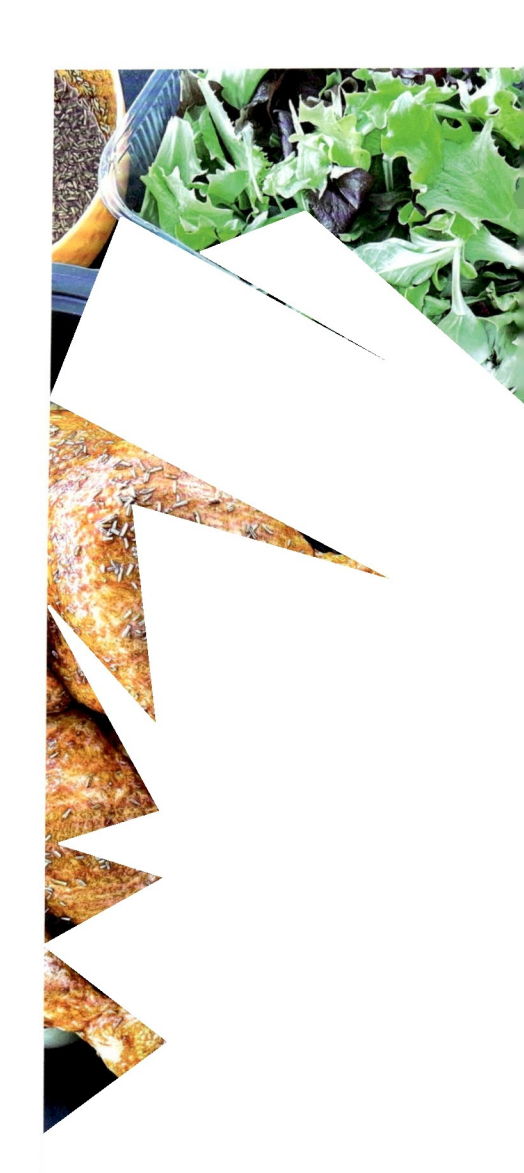

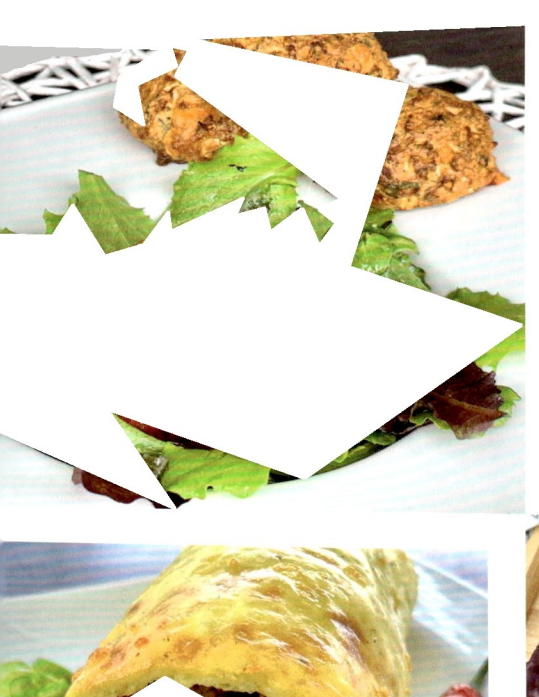

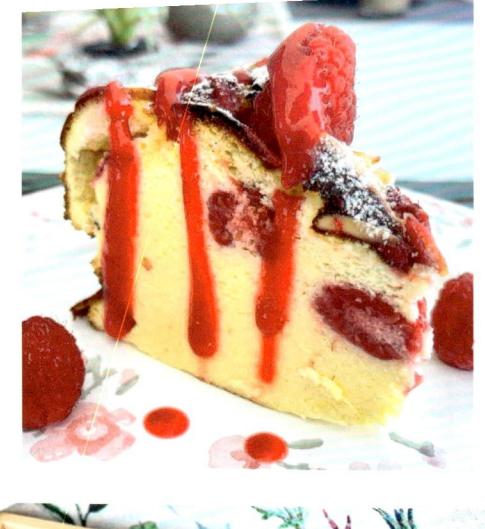

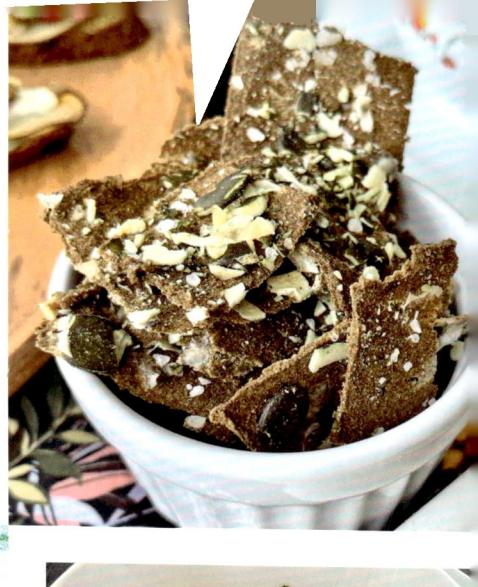

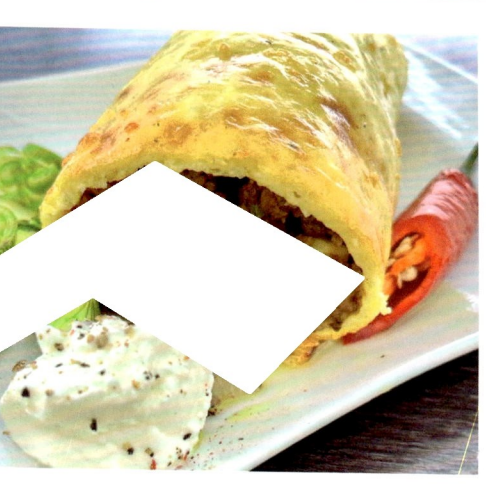

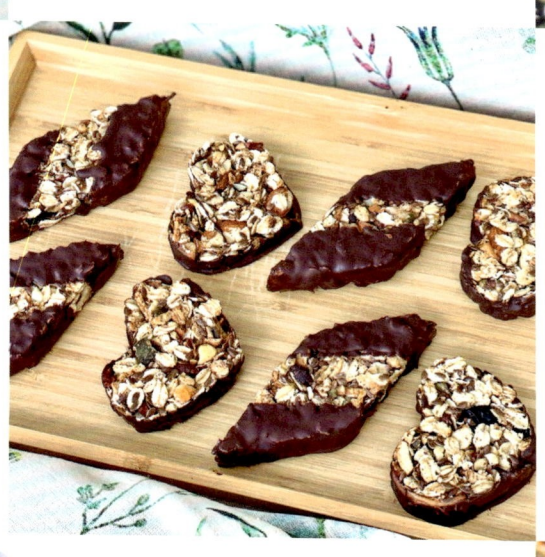

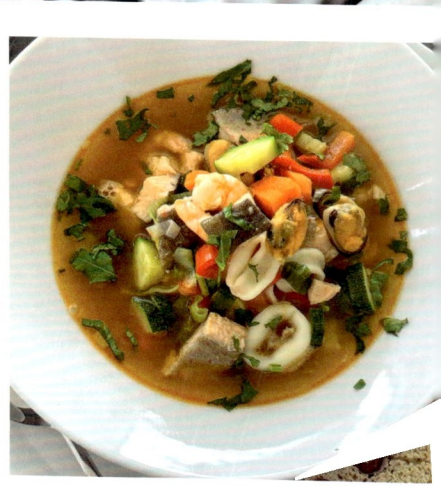

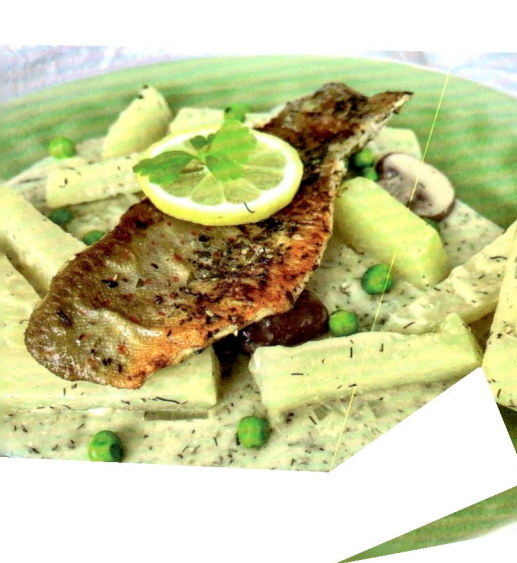

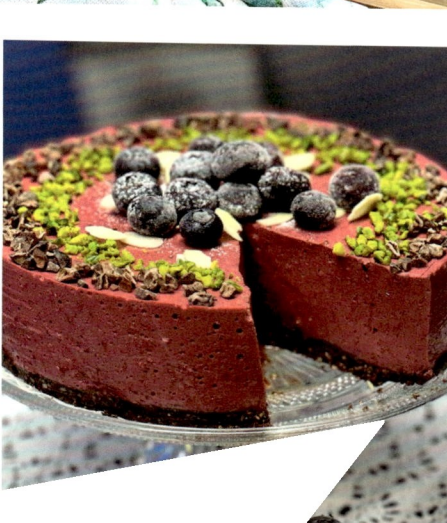

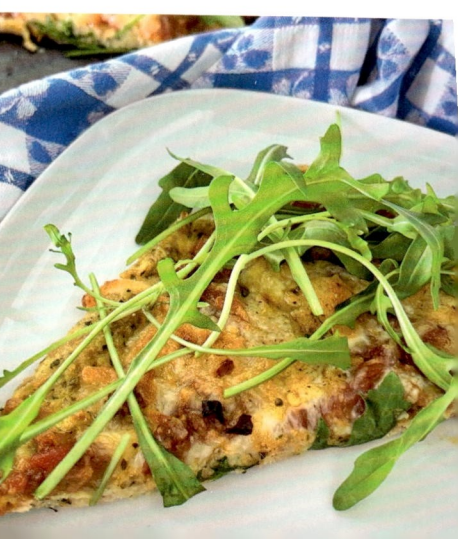

INHALTSVERZEICHNIS

Apfel-Marillen-Roulade	7
Mediterranes Grillhendl	9
Himbeer-Nuss-Schoko-Würfel	11
Pikante Topfen-Terrine	13
Kurkuma-Leinsamen-Cracker	15
Himbeer-Topfen-Torte	17
Paprizierte Fischsuppe	19
Rhabarber-Schoko-Kuchen	21
Gebackenes Avocado-Ei	23
Eiweiß-Leinsamenbrot	25
Brombeer-Torte	27
Saibling auf Kohlrabi-Erbsen-Gemüse	29
Bananen-Granola	31
Bunte Quiche	33
Melanzani-Lasagne	35
Rhabarber-Erdbeer-Auflauf	37
Grünspargel-Gröstl	39
Kürbiskern-Parmesan-Cracker	41
Kohlrabi-Lasagne	43
Heidelbeer-Crêpes	45
Karfiol-Laibchen auf Tomatenragout	47
Schokotraum mit Mango-Crispies	49
Pizza mit Thunfischboden	51
Mohn-Topfen-Erdbeer-Knödel	53
Shakshuka	55
Glutenfreies Nussbrot	57
Blaukraut-Wickler mit Kräuterseitlingen	59
Skyr-Mango-Torte	61
Kräuter-Omelette	63
G'sunde Müsli-Riegel	65
Karotten-Tagliatelle	67
Topfen-Nektarinen-Soufflé	69
Gefüllte Eier-Rolle	71

WISSENSWERTES FÜR DICH:

Beilagen:
Fallweise habe ich Erdäpfel, Kichererbsen, Dinkel- oder Emmerreis sowie Haferflocken als Beilagen gewählt. Diese Zutaten gehören für mich zu einer gesunden Ernährung, zählen aber nicht zu den typischen „Low Carb"-Lebensmitteln. Daher kommen sie bei mir nur als absolute Ausnahmen oder für Gäste zum Einsatz.

Bindemittel:
Da in der Low Carb-Küche Weizenmehl verpönt ist, setze ich zum Binden von Saucen, Eis oder Cremen Xanthan ein. Xanthan ist ein natürliches, veganes Bindemittel, welches sich positiv auf deine Verdauung, deinen Blutzucker und deinen Bauch auswirkt. Xanthan wurde von der Europäischen Behörde für Lebensmittelsicherheit als harmlos eingestuft. Erhältlich ist Xanthan in Reformläden.

Buchweizenmehl:
Was die Nährwerte betrifft, so unterscheidet sich Buchweizenmehl (auch Heidenmehl) kaum vom Weizen- oder Roggenmehl. Ich verwende das Buchweizenmehl dennoch in meiner kalorienreduzierten Ernährung, weil es mit rund zehn Prozent hochwertigem Eiweiß eine großartige Proteinquelle liefert. Im Samen selbst ist dreimal so viel Lysin (Eiweißbaustoff) vorhanden, wie in den meisten anderen Getreidesorten.

Dauerbackfolie:
Ich arbeite ausschließlich mit meiner Dauerbackfolie. Sie lässt sich leicht reinigen, vielfach verwenden und verursacht keinen zusätzlichen Müll.

Eiweißpulver:
Im Handel wird es auch Whey Protein genannt. Der Körper kann Eiweiß sofort aufnehmen, verarbeiten und baut damit Muskelmasse auf. Diese wiederum verbrennt Kalorien. Somit ist es für mich eine wichtige Zutat z.B. bei Brot geworden.

Fleisch:
Huhn, Lamm, Rind und Wild sind in meiner Low Carb Küche sehr beliebt. Mindestens einmal pro Woche ist es Teil des Speiseplans.

Gelatine:
Gelatine ist nicht gleich Gelatine. Ich verwende Gelatine-Blätter mit der Aufschrift „GOLD EXTRA", die für mich am besten stabilisieren.

Getränke:
Die ersten acht Wochen verzichte ich komplett auf Alkohol und stille meinen Durst ausschließlich mit frischem Leitungswasser und Tee. Danach gilt für mich, Ausnahmen bestätigen die Regel.

Gluten:
In der Low Carb-Zeit verzichte ich auf Gluten. Es gibt sehr gute Alternativen, wie Mandelmehl, Kokosmehl oder Buchweizenmehl, die bei mir vielfach zum Einsatz kommen.

Kakaonibs:
Das sind zerkleinerte Kakaobohnen, die einen schokoladigen, leicht herben Geschmack haben. Sie sind sehr reichhaltig an Kalzium und Magnesium und enthalten Ballaststoffe, die das Verdauungssystem unterstützen.

Kokosöl:
Es hat einen sehr hohen Anteil an gesättigten Fettsäuren (90%) und wird deshalb so gerne in der Low Carb-Küche verwendet.

Kürbiskerne:
Egal, ob Öl oder Kerne, sie sind gesund. Die Kürbiskerne sind ideal, um Herzerkrankungen vorzubeugen, da sie gesunde Fette und Eiweiße enthalten.

Mandelmehl:
Es ist glutenfrei, vitamin- und nährstoffreich, enthält viele Proteine und liefert ungesättigte Fettsäuren. Mandelmehl selber machen: Mandeln über Nacht einweichen, zwei Minuten im kochenden Wasser blanchieren, Wasser und Haut entfernen, einige Stunden trocknen lassen und im Mixer zu feinem Mandelmehl mahlen. Alternativ gibt es Mandelmehl im Handel zu kaufen.

Schokolade:
In meine Kuchen und Süßspeisen kommt nur Schokolade ab 75% Kakaoanteil. Man sagt, dass der Genuss von Bitterschokolade ab 70% Entzündungen lindert, die Stimmung hebt und sich positiv auf Gedächtnis und Abwehrsystem auswirkt.

Tonkabohne:
Ich bin auf den Geschmack der Tonkabohne gestoßen und komme seither nicht mehr davon los. Tonkabohnen gibt es gerieben oder als ganze Bohnen in Reformläden. Der Geschmack erinnert an Vanille und Bittermandeln, süßlich-intensiv.

Skyr:
Ist für mich der perfekte Ersatz zu Topfen oder Joghurt und ein ganz wichtiger Eiweißlieferant. Skyr sieht optisch aus wie eine Mischung aus Topfen und Joghurt, zudem schmeckt es ähnlich cremig. Daneben wird das Milchprodukt von einer leicht säuerlichen Note gekennzeichnet.

Vanille:
Ich setzte in meiner Low Carb-Küche ausschließlich echte Vanille aus dem Glas ein. Somit habe ich hundertprozentigen Geschmack, völlig ohne Kalorien, was beim Einsatz eines Vanillezucker-Gemisches nicht der Fall wäre.

Zucker:
Zum Süßen jeglicher Speisen habe ich mich persönlich für Agavendicksaft und Zukka entschieden. Zukka sieht optisch wie der haushaltsübliche Kristallzucker aus und wird auch in ähnlichen Mengen eingesetzt und verarbeitet. Er ist überall im Lebensmittel-Handel erhältlich. Die chemischen Bezeichnungen für Zukka sind Erythrit und für Birkenzucker Xylit.

Xylit und Erythrit sind beides Zuckeraustauschstoffe, die aus nachwachsenden Rohstoffen ohne jede Gentechnik hergestellt werden.

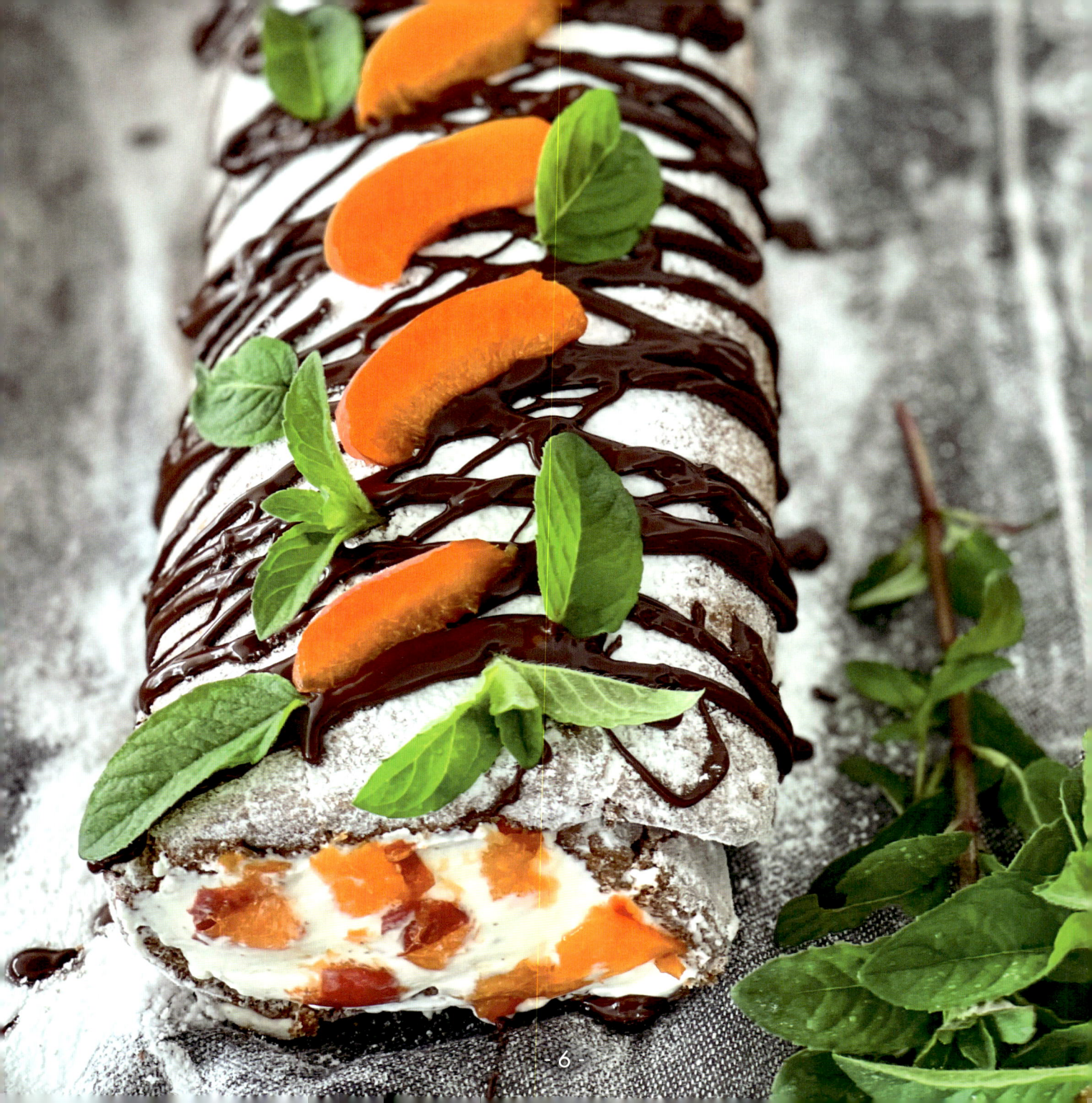

APFEL-MARILLEN-ROULADE

„eine Empfehlung auch für all jene, die kein Weizenmehl vertragen"

WAS ICH DAZU BRAUCHE:

5 Eier Gr. L
120 g Zukka
100 g geriebener Apfel mit Schale
100 g Buchweizenmehl
1 Messerspitze Backpulver

Zum Füllen:

250 ml passierte Marillenmarmelade von Zukka
1 Becher Schlagobers
250 g Magertopfen
Zitronensaft und Puderzukka nach eigenem Geschmack

Zum Verzieren:

2 Marillen
Minze
Schokolade

SO MACHE ICH DAS:

- Die Eier trenne ich und schlage das Eiweiß zuerst steif auf. Die Dotter rühre ich mit dem Zukka sehr schaumig.

- Das mit dem geriebenen Apfel und dem Backpulver vermengte Mehl rühre ich unter die Dotter-Zukka-Masse, den Eischnee hebe ich zuletzt vorsichtig unter.

- Im vorgewärmten Rohr, bei 200 Grad Heißluft, backe ich den Teig 15 Minuten.

- Danach stürze ich den fertigen Kuchen auf ein mit Puderzukka bestaubtes Tuch und rolle es damit zur Roulade auf.

- Während des Abkühlens bereite ich die Creme zu. Dafür vermenge ich den Topfen mit dem aufgeschlagenen Schlagobers, der Zitrone und Puderzukka.

- Nach dem Abkühlen rolle ich die Roulade aus, streiche zuerst die Marmelade flächendeckend auf, gebe dann die Creme darüber und rolle die Roulade anschließend wieder ein.

- Im Kühlschrank lasse ich die Roulade nun mindestens 2 Stunden bis zum Anschneiden kühlen.

Mein Tipp für Dich:
Die Buchweizen-Roulade schmeckt am zweiten Tag am besten!

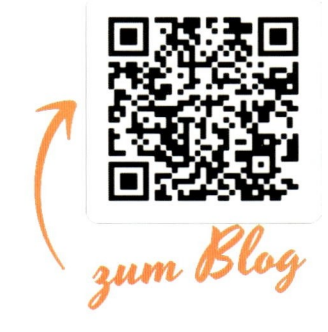

zum Blog

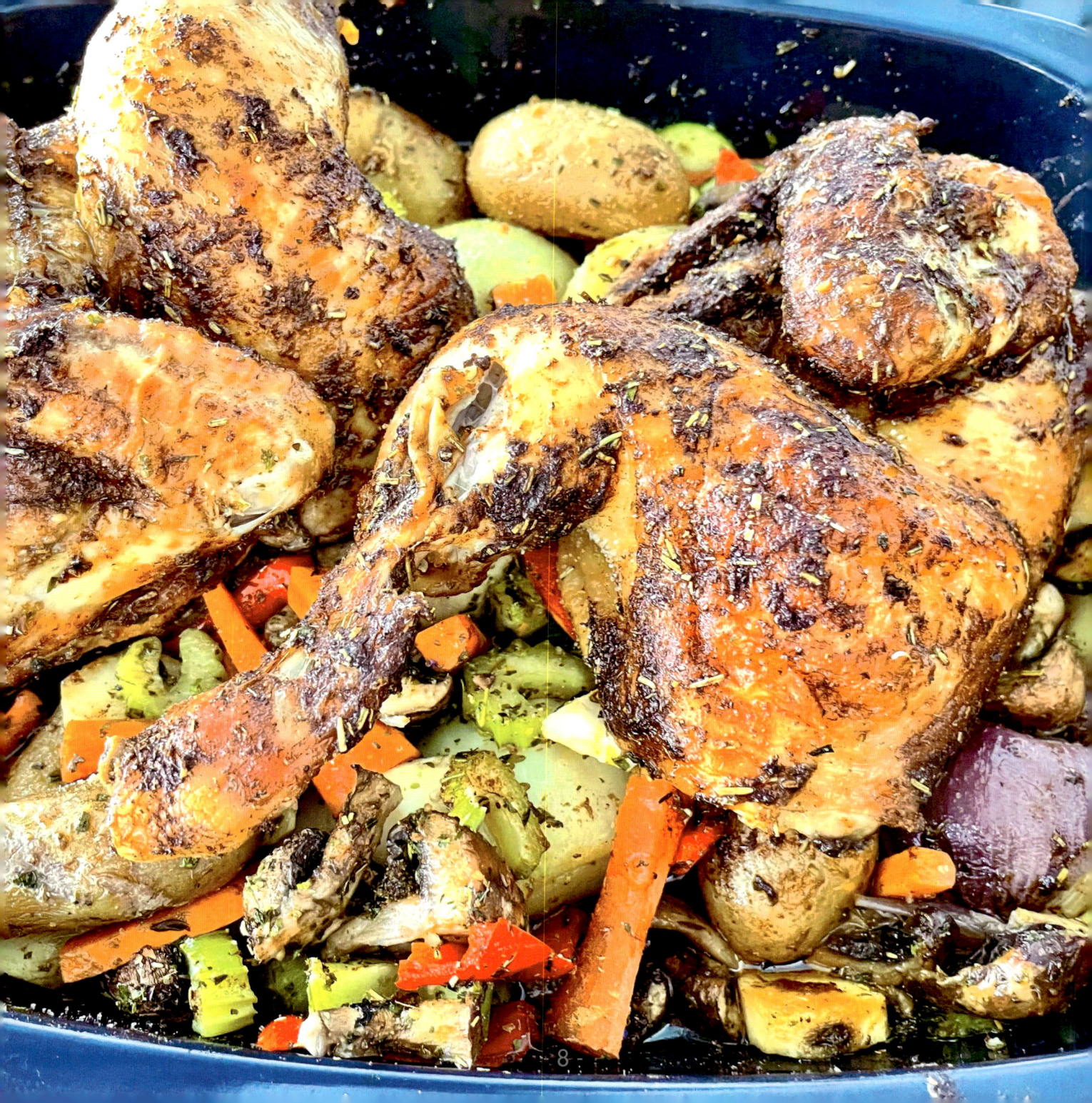

WAS ICH DAZU BRAUCHE:

1 Bio-Huhn, ca. 1,3 kg
4 große Zwiebeln
2 Knoblauchzehen
1 kleine Zucchini
8 Mangold-Blätter
8 braune Champignons
1 roter Spitzpaprika
ca. 200 ml Gemüse-Suppe

Marinade für Huhn und Kartoffeln:
etwas Olivenöl
geräucherter Paprika
Salz
fein gehackter Rosmarin

Gewürze für Gemüse:
Oregano
Basilikum
Salz
frische Petersilie

Zitronenscheiben zum Garnieren

Blattsalat als Beilage

Alternativ für Gäste:
4 – 6 Kartoffeln

MEDITERRANES GRILLHENDL

„eine sehr schmackhafte Variante in der Low Carb-Zeit"

SO MACHE ICH DAS:

- Das Huhn spüle ich kalt ab und trockne es mit der Küchenrolle ab. Danach zerlege ich das Huhn in zwei gleich große Teile.

- Die Zwiebel schäle und halbiere ich und lege sie in meiner Bratpfanne mit der Schnittfläche nach unten verteilt auf. Ebenso kommt der Knoblauch geschält und halbiert dazu.

- Für die Marinade gebe ich das Olivenöl, Paprikapulver, Rosmarin und Salz in eine Schüssel und vermenge es. Damit pinsle ich die Hühnerteile beidseitig gut ein und lege diese in die Bratpfanne auf die verteilten Zwiebeln. Nun lasse ich das Huhn im Rohr für 20 Minuten bei 200 Grad Heißluft braten. Mit 200 ml Gemüsesuppe gieße ich nach Bedarf auf!

Mein Tipp für Dich:
Kartoffeln sind nicht low carb. Ich brate marinierte, geviertelte Kartoffeln fallweise für Gäste in der Bratpfanne mit. Die Kartoffeln gebe ich 20 Minuten nach dem Huhn dazu, sie benötigen ca. 40 Minuten im Backrohr.

- Das Gemüse wasche und schneide ich zwischenzeitig, würze es mit Salz, Oregano, Basilikum und Rosmarin und gebe es die letzten 20 Minuten zum Hendl ins Backrohr. In Summe läuft das Backrohr gut 1 Stunde!

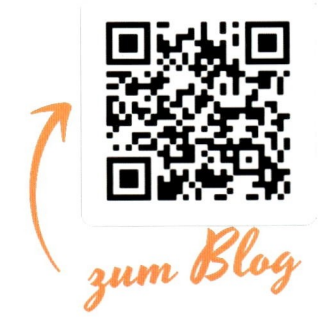

zum Blog

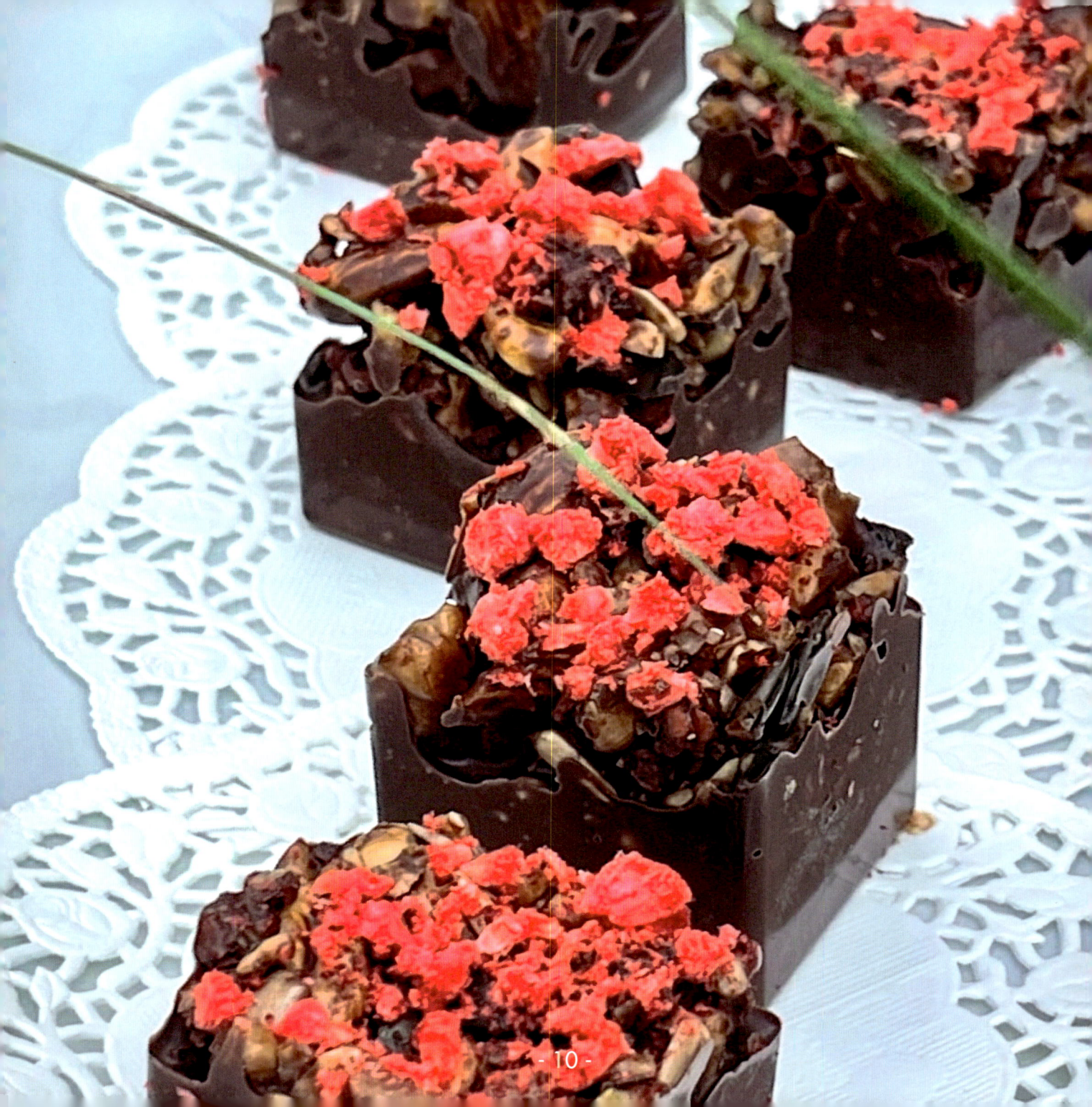

HIMBEER-NUSS-SCHOKO-WÜRFEL

„der ketogene Powerwürfel"

WAS ICH DAZU BRAUCHE:

125 g zuckerfreie, dunkle Schokolade
45 g Bio-Kokosöl
30 g Kürbiskerne
70 g Haselnüsse
50 g Walnüsse
100 g Mandeln
30 g Sonnenblumenkerne

Zum Dekorieren:
gefriergetrocknete Himbeeren

SO MACHE ICH DAS:

- Die Schokolade schmelze ich im Kokosöl über Wasserdampf und mische diese unter die zuvor vermengten und gehackten Nüsse.
- Ich fülle die Menge in eine Silikon-12-Eiswürfelform.
- Mit einem Löffel streiche ich diese glatt und dekoriere mit den gefriergetrockneten, geriebenen Himbeeren.
- Danach stelle ich die Würfel für ca. 30 Minuten ins Gefrierfach, damit die Schokolade erhärtet.
- Die Würfel lassen sich dann sehr leicht aus der Form lösen und sind eine echte Augenweide.

Mein Tipp für Dich:
Da die Schokolade sehr leicht schmilzt, bewahre ich die Würfel im Kühlschrank auf.

- Kurz vor dem Servieren gebe ich sie heraus.

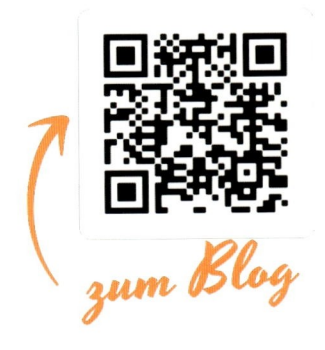

zum Blog

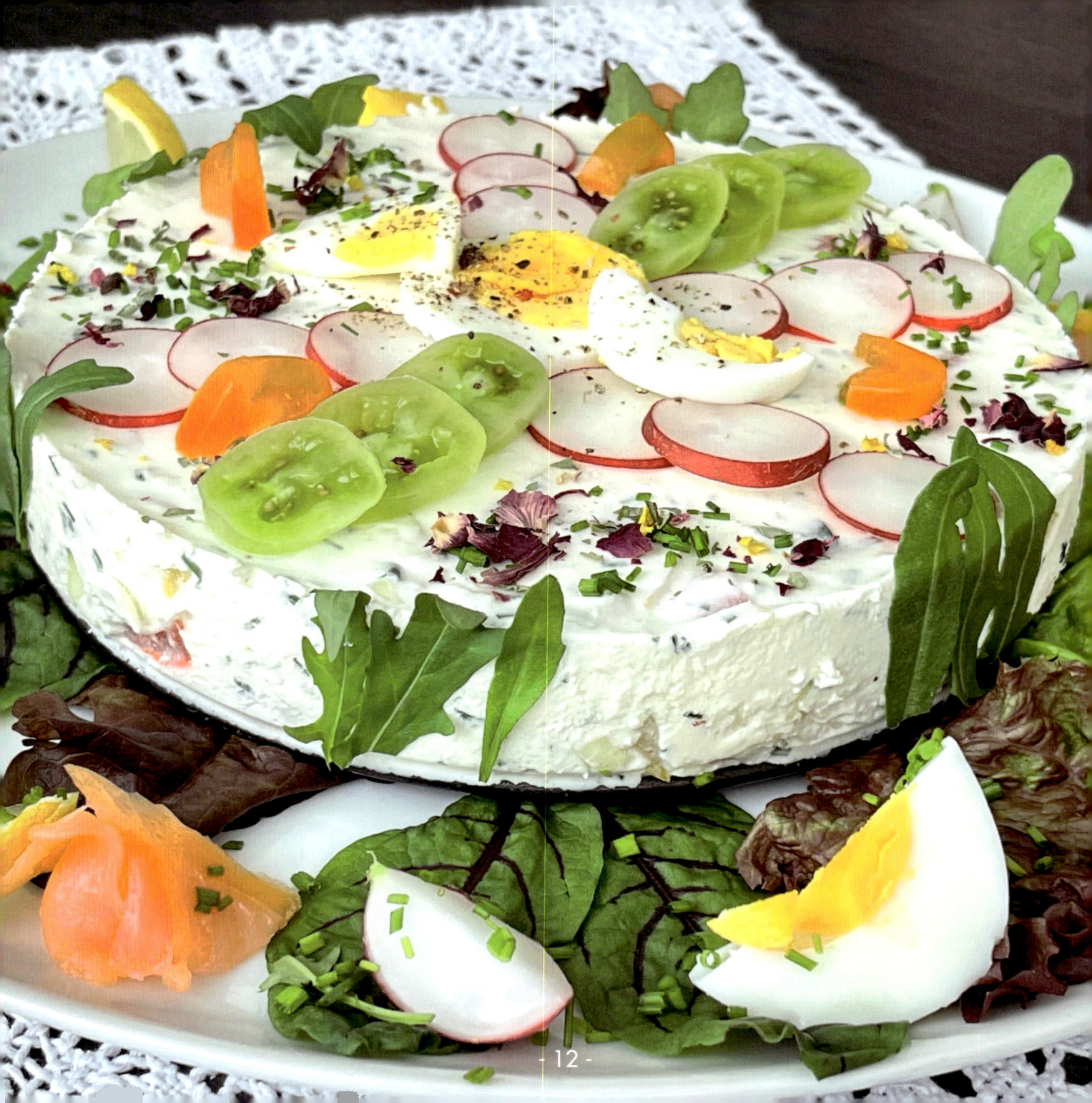

PIKANTE TOPFEN-TERRINE

„ein feiner Jausen-Begleiter"

WAS ICH DAZU BRAUCHE:

Für 8 Portionen:

250 g Magertopfen

250 g Sauerrahm, Magerstufe

125 ml Schlagobers

je 1/2 Paprika rot, gelb

1/4 Zucchini

1 Frühlingszwiebel, in Ringe geschnitten

1 TL Dijon-Senf

Schnittlauch

Salz, Pfeffer

etwas abgeriebene Zitronenschale

1 Knoblauchzehe, fein zerdrückt

5 Gelatine-Blätter, im kalten Wasser eingeweicht, bei leichter Wärme aufgelöst

Garnierung nach Wahl

SO MACHE ICH DAS:

- Das klein geschnittene Gemüse vermische ich mit Topfen, Rahm und Gewürzen. Das steif aufgeschlagene Schlagobers hebe ich unter.

- Zuletzt rühre ich die zerlassene Gelatine gut unter. In meine 16-cm-Tortenform fülle ich die Menge ein und stelle die Terrine nun über Nacht zum Ziehen kalt.

Mein Tipp für Dich:
Die Terrine sollte mindestens 24 Stunden vor dem ersten Anschneiden durchziehen! Deine fertige Terrine hält sich gut 2 bis 3 Tage im Kühlschrank.

- Ich garniere die Terrine vor dem Servieren mit frischen Blattsalaten, geviertelten Eiern, Radieschen, grünen, halbierten Tomaten, Zitronenspalten und Lachsstücken.

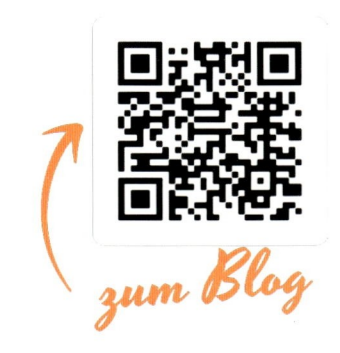

zum Blog

14

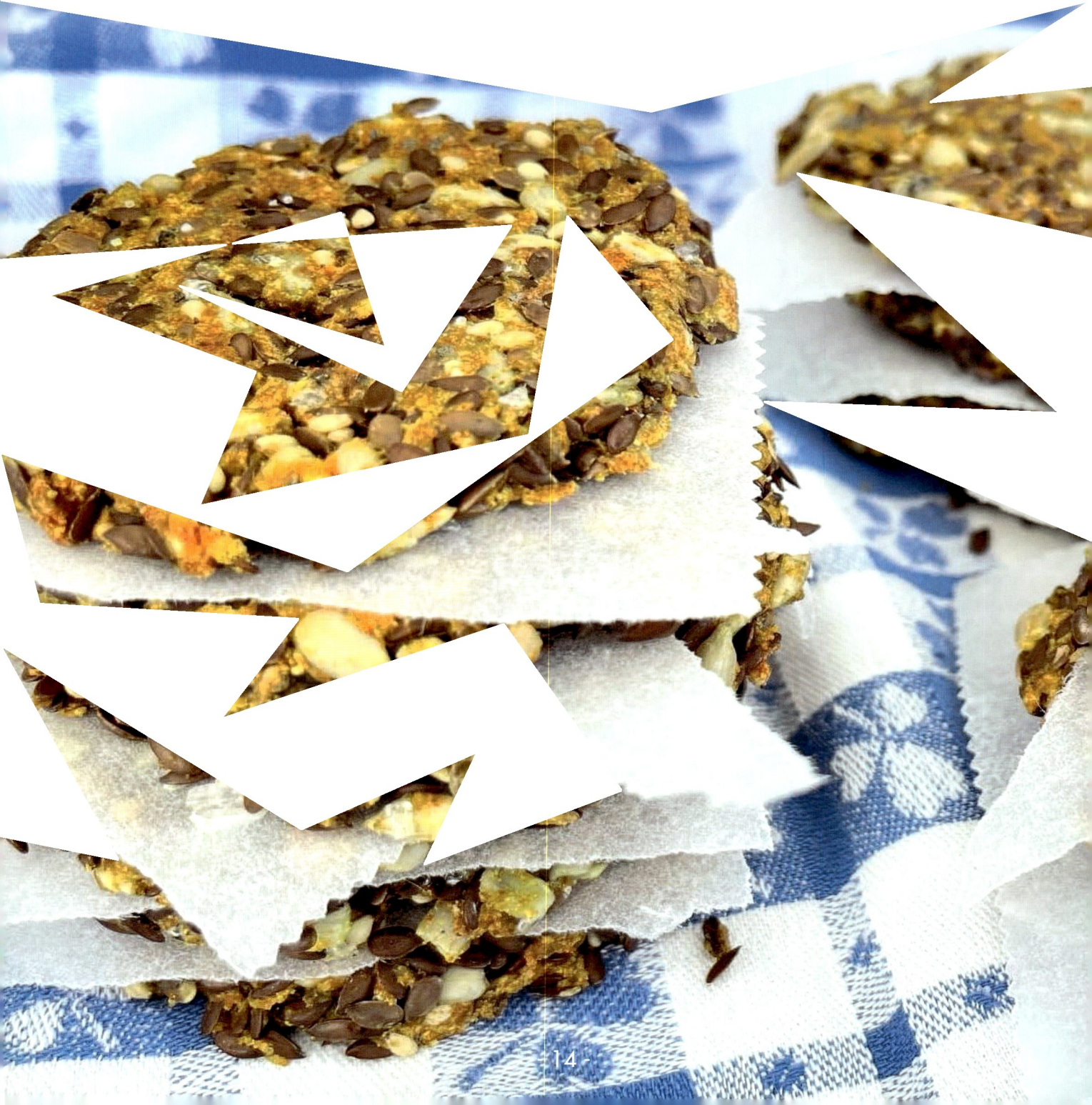

KURKUMA-LEINSAMEN-CRACKER

„ein Snack für zwischendurch"

WAS ICH DAZU BRAUCHE:

Für ca. 20 Minuten eingeweicht:

80 g Leinsamen

1 EL Chiasamen

120 ml Wasser

1 EL Sesam

2 EL Sonnenblumenkerne

1 EL Olivenöl, nativ

1/2 TL Meersalz

1/2 TL Kurkuma

1 EL Leinsamenmehl

20 g Reismehl

1 Messerspitze Natron

SO MACHE ICH DAS:

- Ich vermenge die Zutaten und mische alles zu den eingeweichten Samen.

Mein Tipp für Dich:

Kurkuma, insbesondere das enthaltene Polyphenol Curcumin, hilft bei Verdauungsbeschwerden und beruhigt den Magen. Kurkuma fördert die Fettverdauung in Magen und Darm und verhindert dadurch Völlegefühl und Blähungen nach fettreichem Essen.

- Zuletzt hebe ich das Olivenöl unter. Daraus forme ich mit nassen Händen kleine Bällchen und setze diese aufs Blech.

- Mit Hilfe eines Löffels drücke ich die Cracker am Blech flach, je dünner, desto besser.

- Ich backe sie im vorgeheizten Rohr, bei 170 Grad Heißluft, ca. 20 Minuten goldgelb.

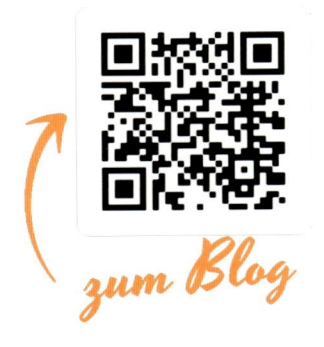

zum Blog

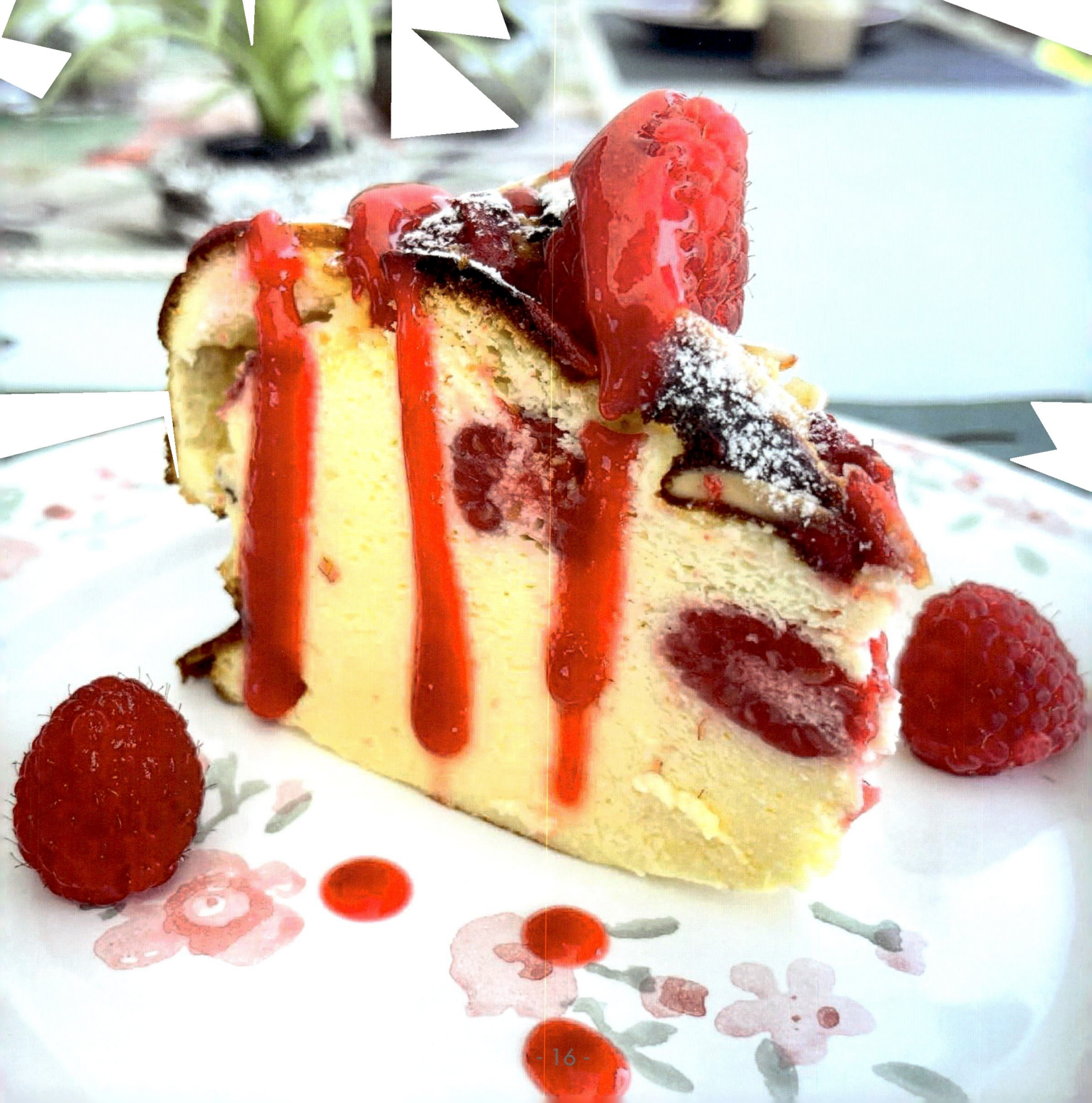

HIMBEER-TOPFEN-TORTE

„der fruchtige Topfengenuss"

WAS ICH DAZU BRAUCHE:

4 Eier Gr. XL

120 g Zukka

2 Pkg. Vanillepudding-Pulver à 37 g

250 g Magertopfen

250 g Skyr fettarm

250 g Sauerrahm

100 ml Vollmilch

Schale einer Bio-Zitrone

Saft einer halben Zitrone

Zum Darüberstreuen:

100 g frische Himbeeren

Mandelstifte

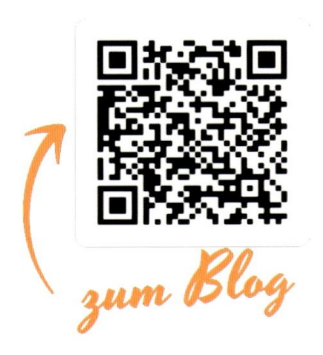

SO MACHE ICH DAS:

- Ich trenne die Eier und schlage das Eiklar mit einer Prise Salz zu einem steifen Eischnee auf!

- Die Dotter rühre ich mit dem Zukka schaumig und gebe alle anderen Zutaten nach und nach dazu.

- Zuletzt hebe ich vorsichtig den Eischnee unter.

- Den fertigen Teig fülle ich in meine 18-cm-Tortenform ein, die ich aufgrund der benötigten Höhe mit einem Tortenring noch aufbaue.

Mein Tipp für Dich:

Verwende zum Backen eine Tortenform, die hoch genug oder alternativ groß genug (24 bis 26 cm) ist. Der Teig steigt beim Backen um zwei Drittel an und sinkt danach wieder! Bei einer 18 cm großen Tortenform mit normaler Formhöhe würde der Teig überlaufen!

- Sobald der Teig eingefüllt ist, gebe ich noch frische Himbeeren darauf und die Mandelstifte darüber.

- Ich backe die Torte im vorgeheizten Rohr, bei 175 Grad Heißluft, 80 Minuten!

- Danach schalte ich den Ofen aus und lasse die Torte darin abkühlen! Dabei sinkt sie um zwei Drittel ein.

- Mit einer pürierten und passierten Himbeere-Sauce garniere ich die Torte und belege sie mit frischen Himbeeren.

zum Blog

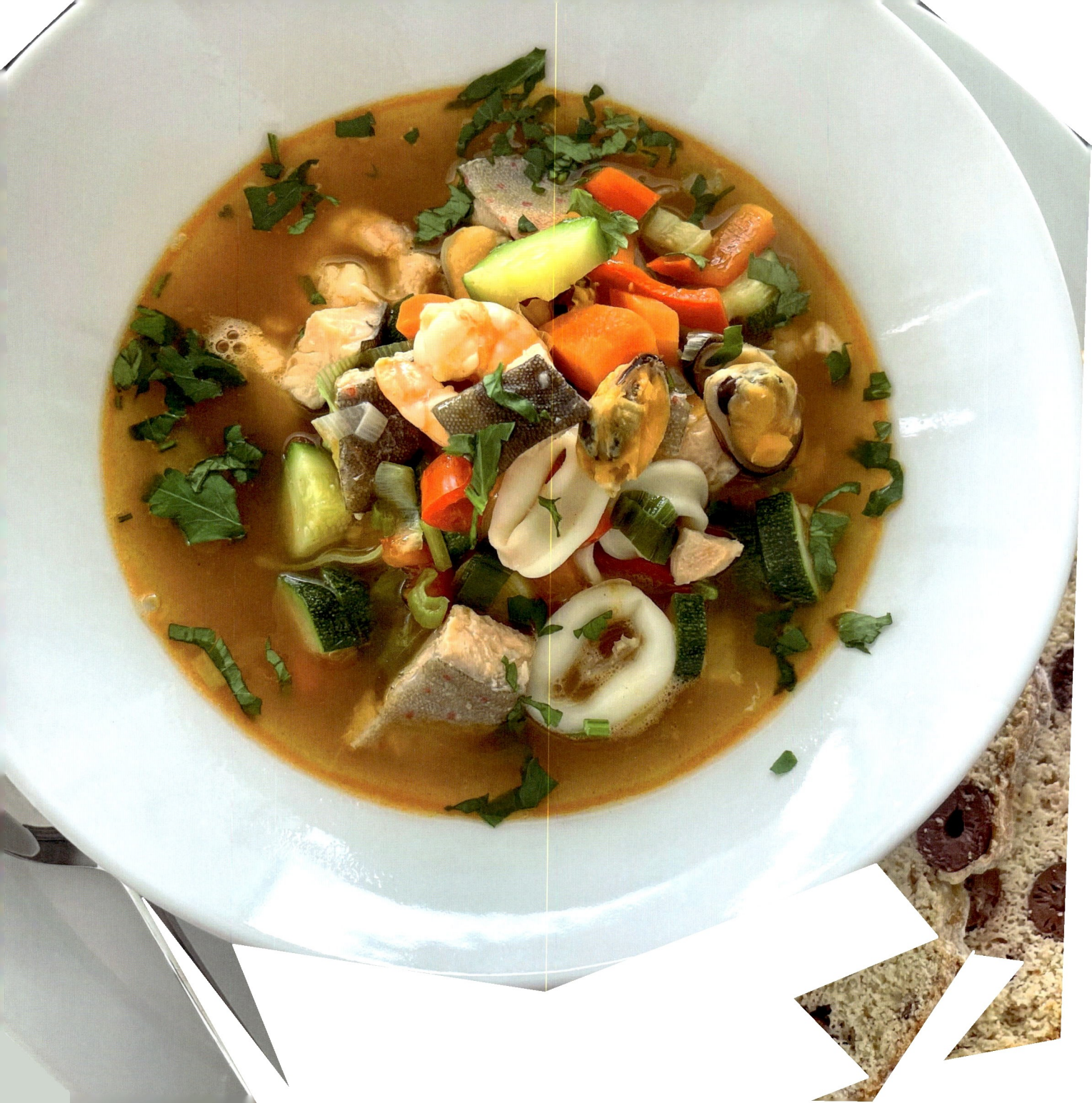

PAPRIZIERTE FISCHSUPPE

„die Kunst einer echten Fischsuppe"

WAS ICH DAZU BRAUCHE:

Für die paprizierte Fischsuppe:
4 Karotten
4 Frühlingszwiebel
1/2 Knollensellerie
1 große Petersilie-Wurzel
Blätter vom Stangensellerie
1 Zwiebel
Saft einer Zitrone
Salz, Pfeffer, Paprika, etwas Chili
8 Karkassen von Forellen oder Saiblingen
2 – 2,5 l Wasser
Dill
Schuss Weißwein

Was ich zum Finalisieren brauche:
Für 4 – 6 Portionen:
1 kleine Zucchini
1 roter Spitzpaprika
1 Frühlingszwiebel
1 Karotte
1 kleines Stück Lauch
2 Saiblings-Filets
300 g Meeresfrüchte
1,5 Liter paprizierte Fischsuppe
frische Petersilie, Salz, Cayenne-Pfeffer
evtl. Johannisbrotkernmehl zum Binden

SO MACHE ICH DAS:

- Das Gemüse schneide ich sehr klein und gebe es zusammen mit den Karkassen und ca. 2 bis 2,5 l Wasser in einen sehr großen Kochtopf, wo ich die Suppe mindestens 1 bis 2 Stunden ganz leicht dahinköcheln lasse. Zur Halbzeit des Einköchelns gebe ich einen kräftigen Schuss Weißwein dazu!

- Danach seihe ich den Fond ab, löse von den Karkassen Backerl und Augen raus, die wirklich eine ausgezeichnete Suppeneinlage sind und passiere nun den Fond durch mein Sieb. Mit dem Paprika schmecke ich die Suppe ab und lasse sie wieder etwas einköcheln. Fertig ist die wirklich sehr gehaltvolle, schmackhafte Suppe!

- Diese klare Fischsuppe ist eine perfekte Basis für viele weitere Gerichte (Suppe, Risotto, Saucen) und kann gut tiefgekühlt zur weiteren Anwendung gelagert werden!

- Das Gemüse für die Einlage putze ich und schneide es klein. Die Meeresfrüchte gebe ich zuerst in die erwärmte paprizierte Fischsuppe. Dann gebe ich nach und nach das Gemüse dazu und lasse es kurz und nur leicht köcheln.

- Die Saiblings-Filets schneide ich in mundgerechte Stücke, gebe sie zuletzt dazu und lasse diese nur mehr ein paar Minuten ziehen.

- Das mit 1 bis 2 EL kaltem Wasser angerührte Johannisbrotkernmehl rühre ich bei Bedarf und je nach Geschmacksvorlieben in die nicht kochende Suppe zum leichten Binden ein.

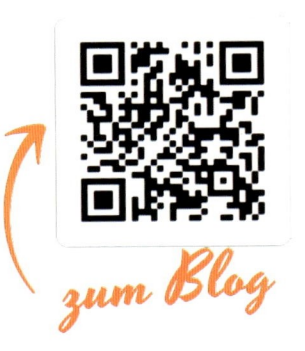

zum Blog

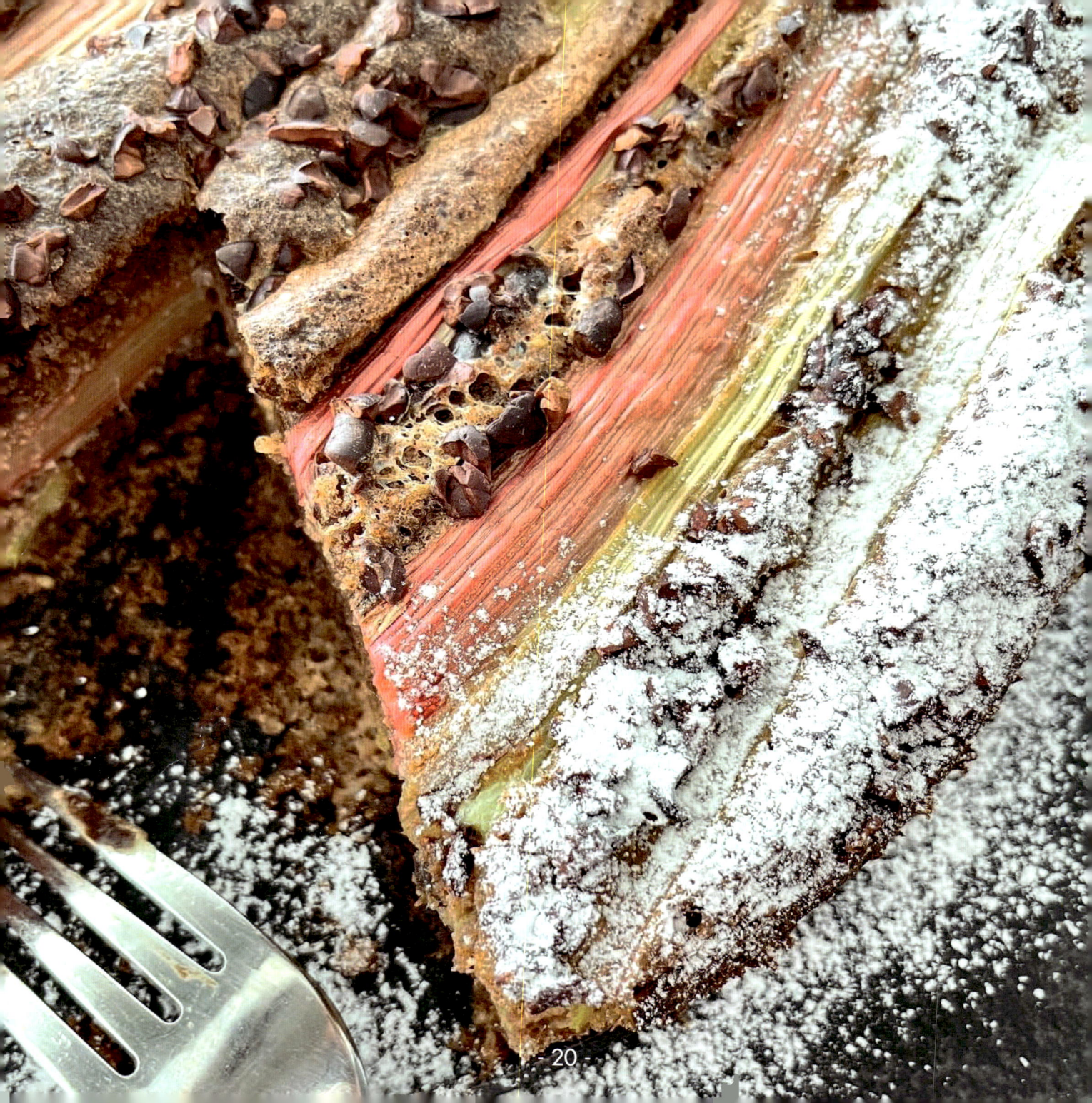

RHABARBER-SCHOKO-KUCHEN

„Schokolade und Frucht ideal kombiniert"

WAS ICH DAZU BRAUCHE:

5 Eier Gr. L

150 g Zukka

1 Messerspitze geriebene Tonkabohnen

2 TL Zimt

50 g zuckerfreie Schokodrops

2 EL Bio-Kokosöl

4 EL Kakaopulver

200 g geriebene Mandeln

2 gehäufte EL Eiweißpulver

60 ml Buttermilch

1 Pkg. Weinstein-Backpulver

120 g geriebene Birne

3 Stangen Rhabarber
(1 Stange geschält und klein geschnitten, kommt in den Teig – 2 Stangen geschnitten obenauf)

1 Handvoll Bio-Kakaonibs roh

SO MACHE ICH DAS:

- Die Eier trenne ich und schlage das Eiweiß mit 100 g Zukka und einer Prise Salz schaumig auf. Die Dotter rühre ich mit dem restlichen Zukka schaumig und gebe dann nach und nach alle Zutaten bis auf die Kakaonibs dazu. Zuletzt hebe ich den Eischnee vorsichtig unter!

- In meine 28-cm-Tortenform fülle ich nun den Teig ein, lege den gewaschenen und geschälten Rhabarber darüber und fülle die Zwischenräume mit den Kakaonibs auf.

- Im vorgeheizten Rohr, bei 170 Grad Heißluft, backe ich den Kuchen 50 Minuten. 10 Minuten vor Backende sieht man schon, wie schön der Kuchen aufgeht!

- Nach Ende der Backzeit mache ich noch eine Stichnadelprobe und fertig ist der Kuchen. Ich lasse ihn in der Form abkühlen, bevor ich ihn anschneide.

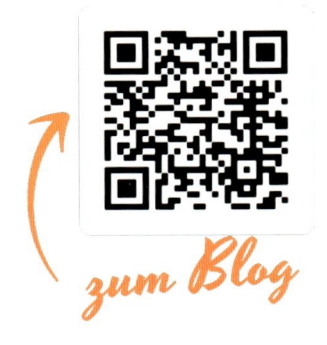

zum Blog

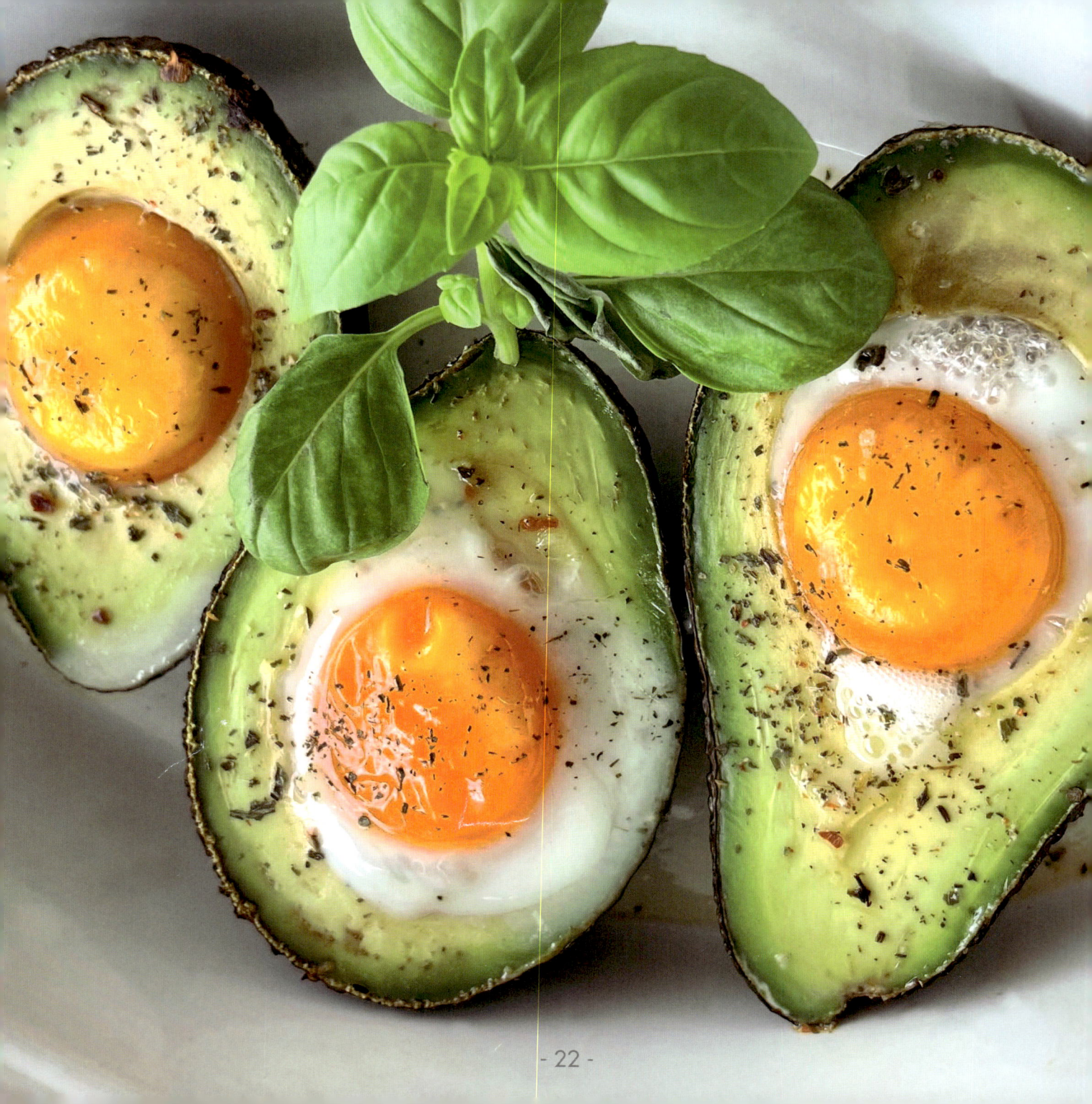

GEBACKENES AVOCADO-EI

„das Frühstück ist eine der wichtigsten Mahlzeiten"

WAS ICH DAZU BRAUCHE:

Für 2 Portionen:
1 Avocado
2 Eier Gr. S oder Wachteleier
frischer Zitronensaft
mediterranes Chili-Gewürz

SO MACHE ICH DAS:

- Ich halbiere die Avocados, gebe den Kern heraus, positioniere diese in einer feuerfesten Form und beträufle sie mit Zitronensaft.

- Mit meiner mediterranen Chili-Würzmischung bestreue ich die Avocados, bevor ich das Ei mittig in das Loch gebe.

- Im vorgeheizten Rohr, bei 170 Grad Heißluft, backe ich das Avocado-Ei im Backrohr, bis das Eiklar fest, der Dotter aber noch nicht zu hart geworden ist. Das dauert ca. 20 Minuten.

- Mit frischem Basilikum garniert, serviere ich das Frühstücks-Ei.

Mein Tipp für Dich:
Dazu passt hervorragend jede meiner Low Carb-Brotsorten!

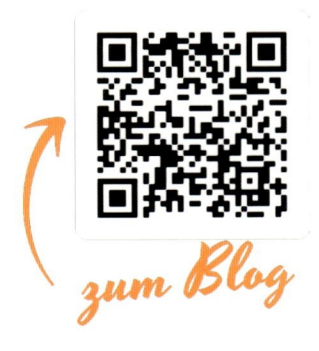

zum Blog

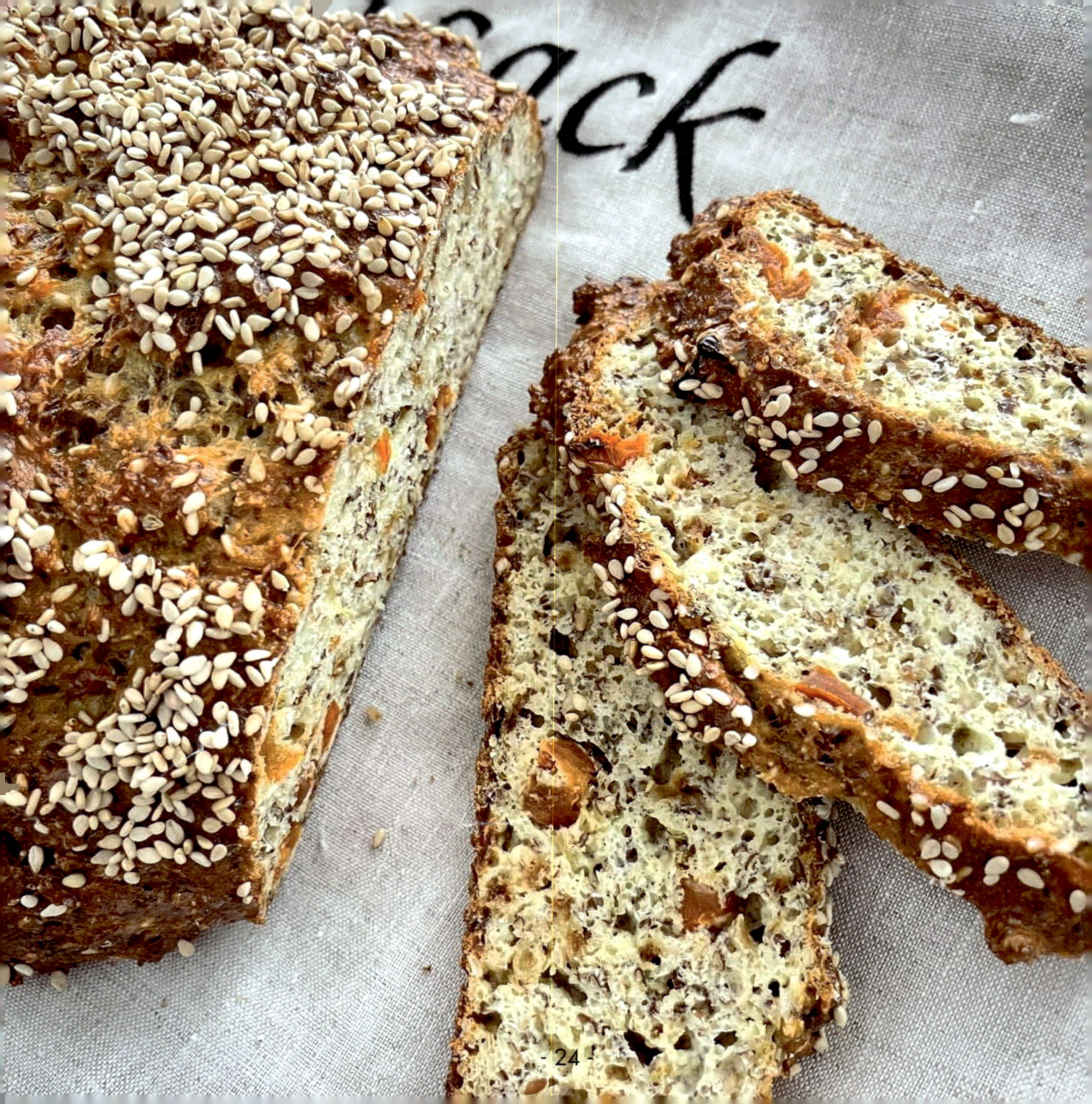

EIWEISS-LEINSAMENBROT

„schmackhaft und richtig gut"

WAS ICH DAZU BRAUCHE:

2 Eier Gr. M

250 g Skyr

1 gehäufter TL Weinstein-Backpulver

50 g Hafer-Kleie

25 g getrocknete Tomaten, in Streifen geschnitten

25 g Walnuss-Bruch

50 g geschroteter Leinsamen

1 TL Zwiebelsalz

2 – 3 TL geröstete, getrocknete Zwiebel

50 g Eiweißpulver, neutral

10 g Flohsamenschalen

Zum Bestreuen:
Leinsamen
Walnüsse
Oregano

SO MACHE ICH DAS:

- Zuerst vermenge ich mit einer Gabel alle trockenen Zutaten und dann rühre ich die feuchten unter, damit eine Teigmasse entsteht.

- Diesen Teig lasse ich nun 10 Minuten rasten, damit die Samen gut aufquellen können, und forme dann direkt am Backblech das Brot!

Mein Tipp für Dich:
Der Teig ist sehr feucht! Mit nassen Händen funktioniert das Formen des Brotlaibes am Blech am besten!

- Im vorgeheizten Backofen, bei 170 Grad Heißluft, bleibt das Brot nun für 40 Minuten, bis sich eine helle Kruste gebildet hat.

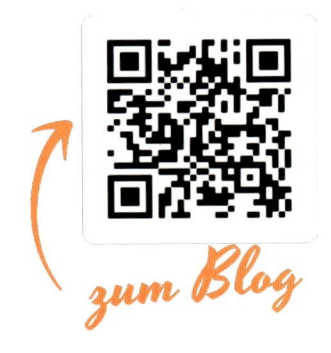

zum Blog

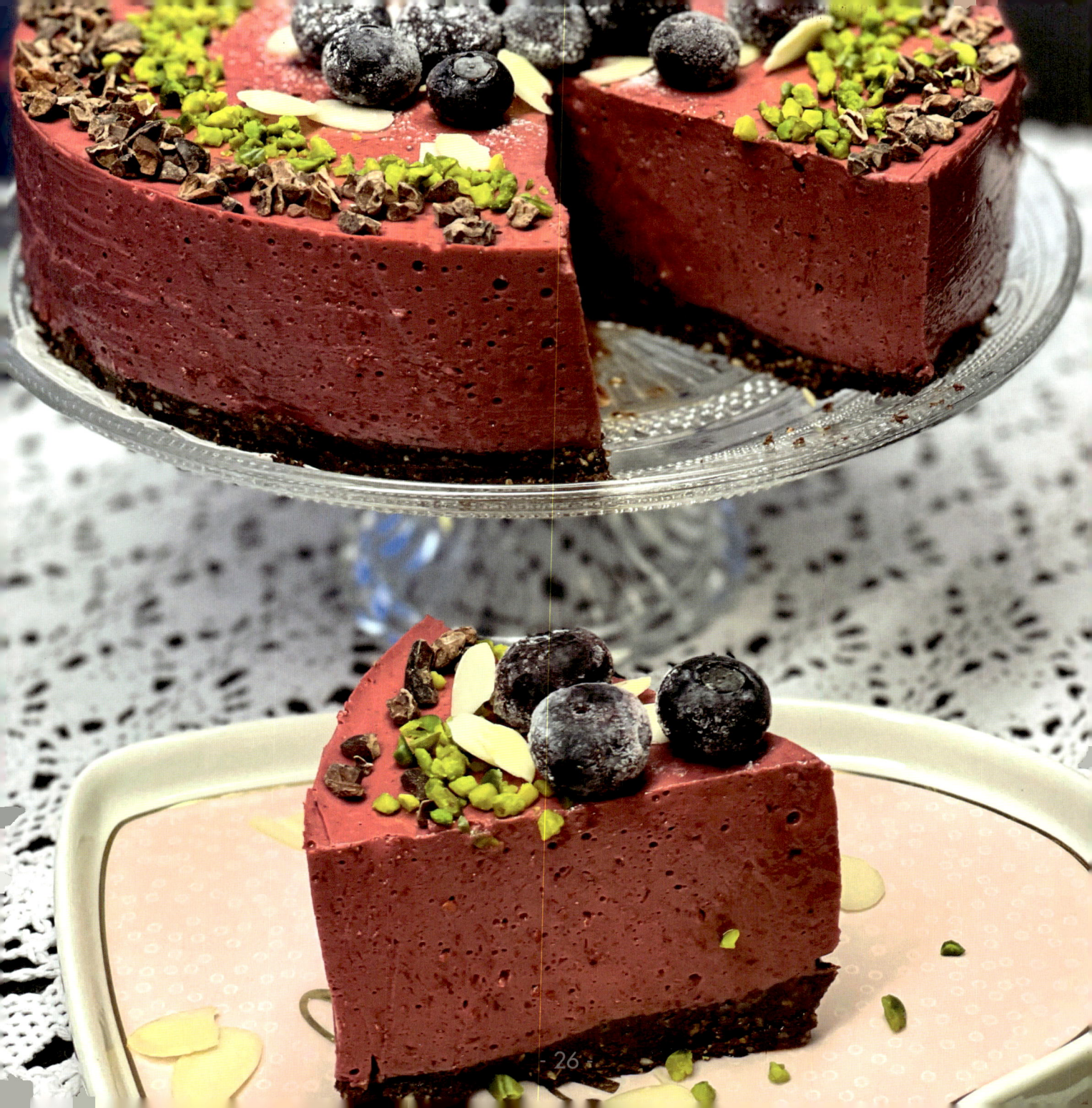

BROMBEER-TORTE

„no bake und Low Carb vereint"

WAS ICH DAZU BRAUCHE:

Für den Teig:
50 g Backkakao
150 g geriebene Mandeln
50 g Agavendicksaft
30 g geschmolzenes Kokosöl

Für die Creme:
500 g Brombeeren
250 g Topfen, Magerstufe
250 g Skyr
50 g Vollrohrzucker
100 g Zukka
Saft einer Zitrone
1 Messerspitze Vanillemark
6 – 8 Blatt Gelatine

Zum Dekorieren:
Pistazienkerne
Bio-Kakaonibs
Mandelblättchen
Heidelbeeren

SO MACHE ICH DAS:

- Die Zutaten vom Teig vermenge ich im leistungsstarken Mixer und streiche die Menge dann in meine 18 cm Tortenform.

Mein Tipp für Dich:
Ich tauche meinen Löffel in Kokosöl, damit lässt sich der Boden einfach glatt verdichten und verstreichen.

- Für die Creme püriere ich die Brombeeren, gebe Topfen, Skyr, Zukka und alle Gewürze dazu.

- Die Gelatine weiche ich in kaltes Wasser ein und lasse die Blätter dann in 1 EL erwärmter Milch gerinnen.

- Dann gebe ich 1 bis 2 EL kalte Creme dazu, bevor ich die gesamte Gelatine in die Creme unterhebe.

- Sodann fülle ich die Creme auf den Tortenboden in die Form ein und lasse die Torte im Kühlschrank mindestens 24 Stunden fest werden.

- Danach verziere ich mit Pistazienkernen, Kakaonibs, Mandelblättchen und frischen Heidelbeeren.

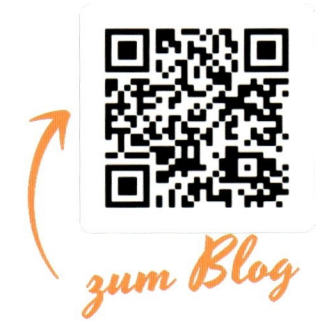

zum Blog

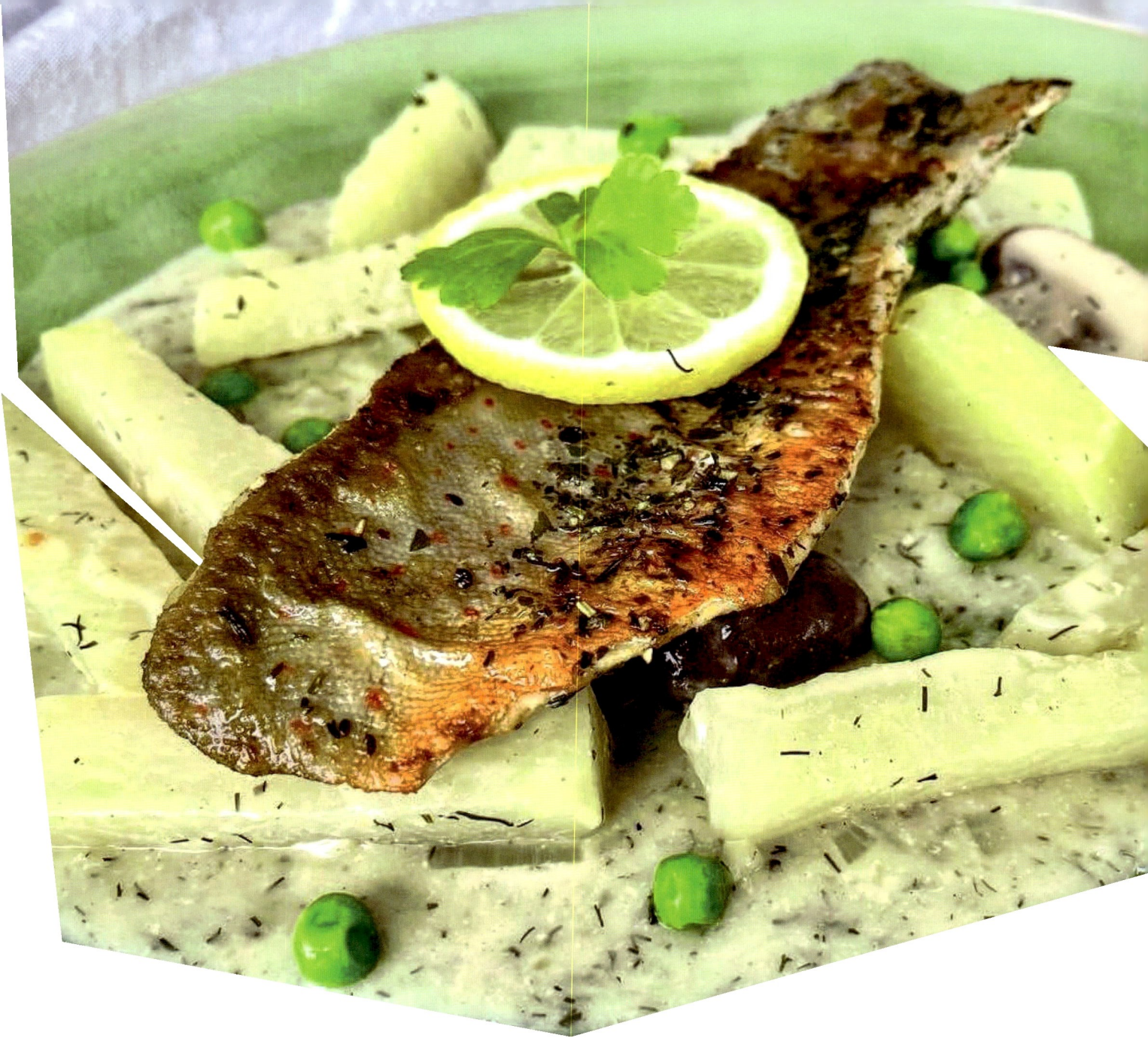

SAIBLING AUF KOHLRABI-ERBSEN-GEMÜSE

„ein leichtes, delikates Fischgericht"

WAS ICH DAZU BRAUCHE:

2 Saibling-Filets

Fischgewürz

etwas Öl für die Pfanne

2 Kohlrabi

1 kleine Zwiebel

1 Knoblauchzehe

5 – 6 braune Champignons

200 g Erbsen

200 ml Rahm, Schlagobers oder idealerweise fettreduzierte Creme

etwas Dill

4 EL Dijon-Senf

350 ml Gemüse-Suppe

Salz, Pfeffer

Zum Binden:
1 Messerspitze Johannisbrotkernmehl in Wasser angerührt

SO MACHE ICH DAS:

- Die Fischfilets reibe ich mit dem Fischgewürz beidseitig ein und brate sie je 3 bis 4 Minuten auf jeder Seite kurz an.

- Für das Gemüse schäle ich die Kohlrabi und schneide diese in Stifte. Die Champignons putze ich und schneide sie blättrig.

- In einer Pfanne röste ich die Zwiebel und Knoblauch mit etwas Fett kurz an, gebe das Gemüse dazu, gieße mit Suppe auf und füge Dijon-Senf, Gewürze und Rahm dazu.

- Dann rühre ich zum Binden das in Wasser angerührte Johannisbrotkernmehl darunter und lasse das Gemüse kurz bissfest weich dünsten.

- Die Erbsen gebe ich erst kurz vor Ende der Dünst-Zeit dazu, damit sie die Farbe nicht verlieren!

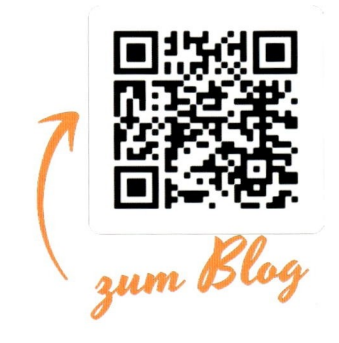

zum Blog

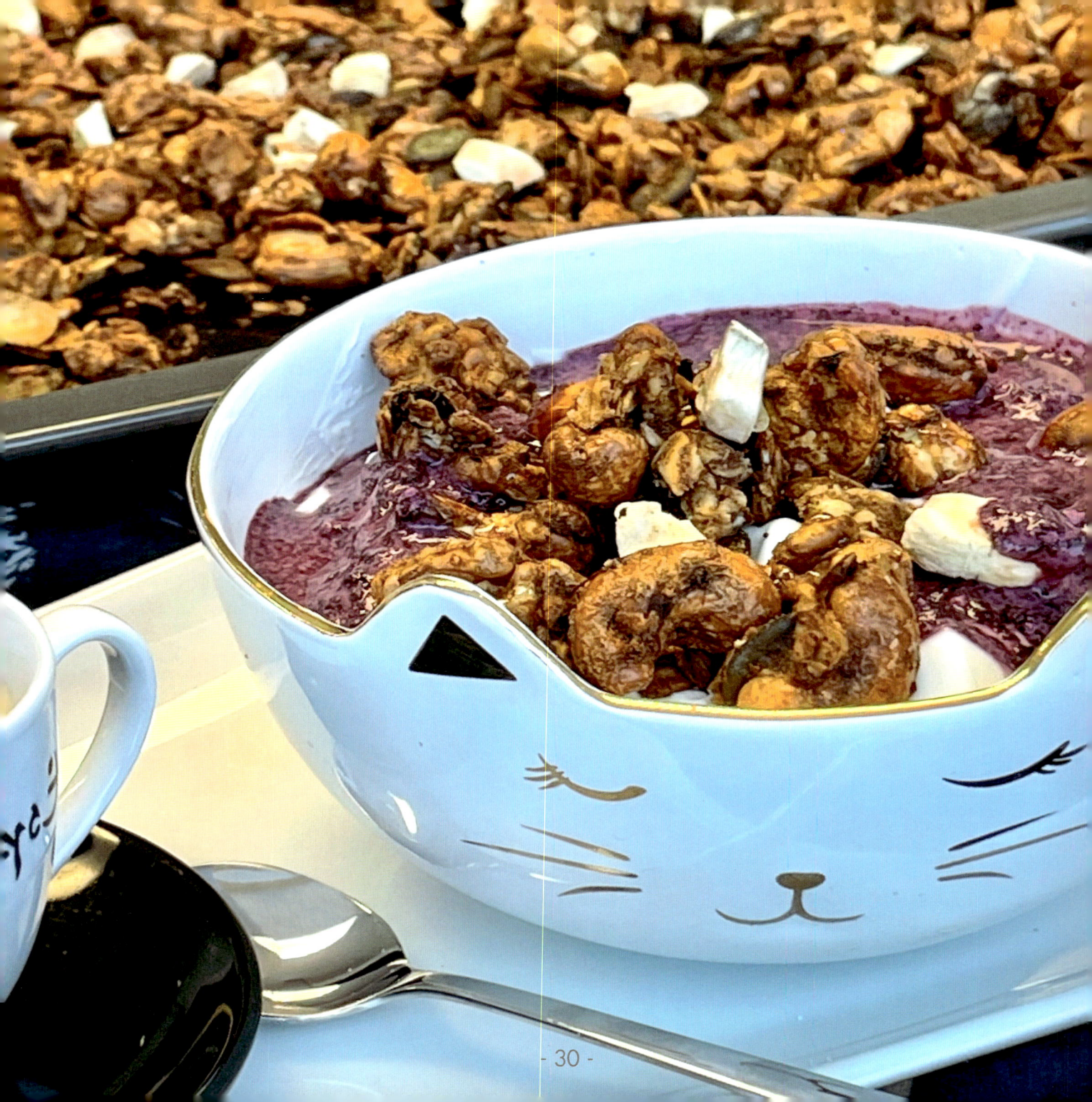

BANANEN-GRANOLA

„die zuckerfreie Variante"

WAS ICH DAZU BRAUCHE:

120 g Haferflocken, glutenfrei, großblättrig

2 große, reife Bananen

50 g Bio-Kokosöl zerlassen

50 g Kürbiskerne

250 g verschiedene Nüsse nach Wahl

3 TL Zimt

1 Prise Salz

Zum Garnieren:
gefriergetrocknete Bananen

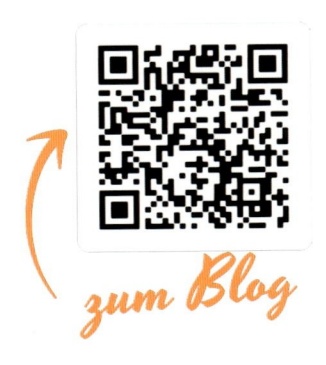

SO MACHE ICH DAS:

- Die geschälten Bananen breche ich in Stücke und gebe das Salz dazu. Dann ergänze ich das Öl und den Zimt und verrühre alles so lange, bis ein Brei entsteht.

- Zu diesem Brei gebe ich nun die Haferflocken und dann die Nussmischung.

Mein Tipp für Dich:
Die Nussmischung zerhacke ich im Blender, damit die Stücke nicht zu groß sind.

- Nun vermische ich alles gut.

- Am Backblech, auf meiner Dauerbackfolie, verteile ich die Menge so dünn als möglich!

- Im vorgeheizten Ofen, bei 180 Grad Ober- und Unterhitze, backe ich das Granola 30 bis 40 Minuten!

- Alle 10 Minuten wende ich das Gemisch, damit es schön knusprig wird, nicht anbrennt oder zu dunkel wird!

- Das fertig gebackene Granola lasse ich richtig gut abkühlen und trocknen und gebe erst dann die gefriergetrockneten Bananenstücke dazu.

- Das Granola mit Banane und Zimt passt hervorragend zu jedem Fruchtjoghurt!

zum Blog

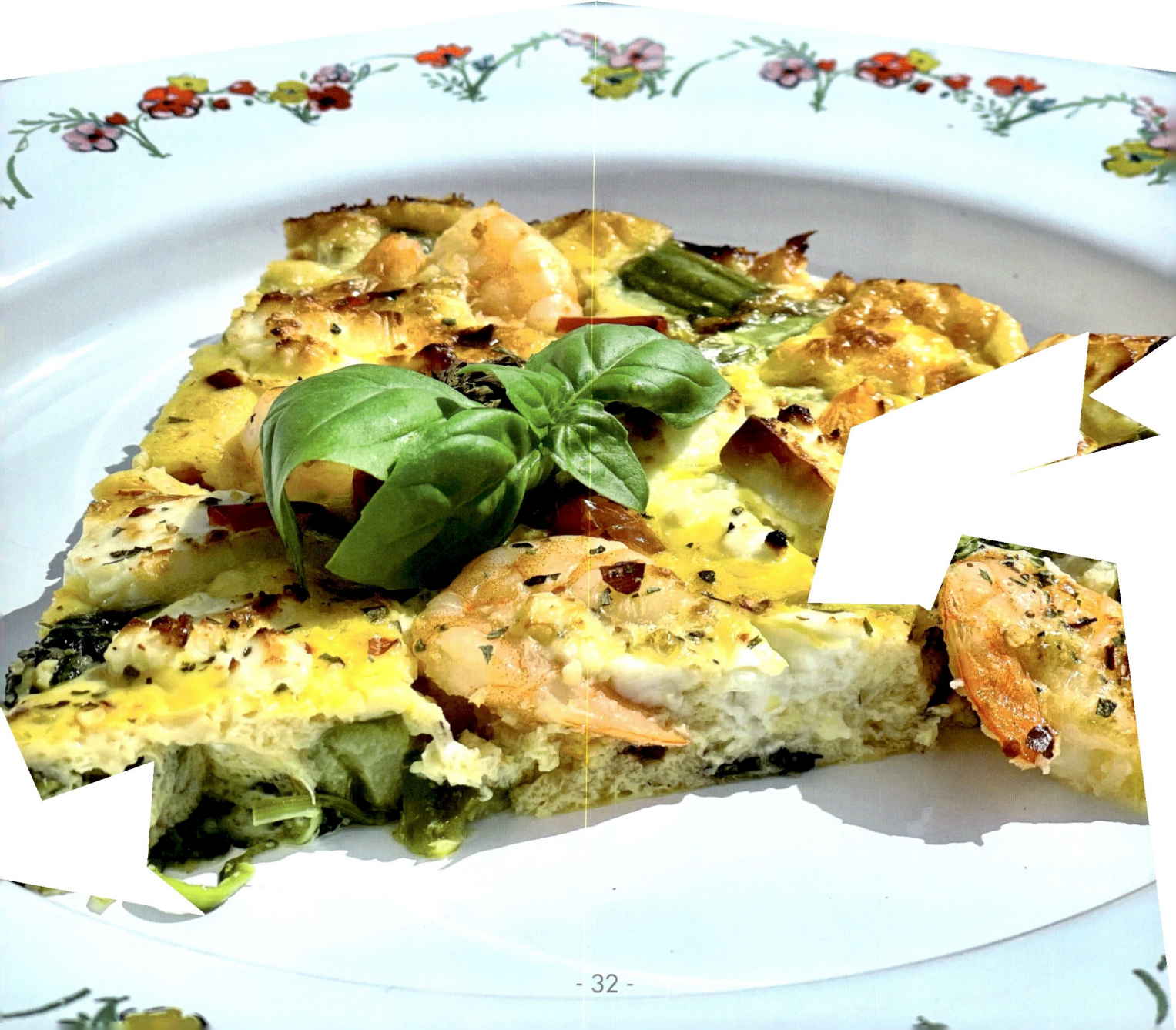

BUNTE QUICHE

„der schnelle, einfache Mittagstisch – der gut sättigt"

WAS ICH DAZU BRAUCHE:

Für 2 Portionen:

3 Eier Gr. L
100 g Frischkäse
70 ml fettarme Milch
frische Muskatnuss
Salz, Pfeffer
250 g frischer Spinat
200 g grüner Spargel
1 kleine rote Zwiebel
2 – 3 EL Olivenöl
150 g Schafkäse
8 gelbe Tomaten, geviertelt
10 – 12 gekochte Garnelen
1/2 roter Paprika, gewürfelt
Chili-Würzmischung

SO MACHE ICH DAS:

- Die Milch rühre ich mit dem Frischkäse glatt, schlage die Eier darin auf und würze mit Salz, Pfeffer und etwas frisch geriebener Muskatnuss.

- Die klein geschnittene Zwiebel röste ich im Olivenöl glasig an und gebe Spinat und den klein geschnittenen Spargel hinein.

- In meine gefettete Tarteform gebe ich zuerst die Spargel-Spinat-Mischung und dann die Eier-Milch-Käse-Mischung darüber.

- Danach belege ich mit Schafkäse, Garnelen, geviertelten Tomaten und Paprika und würze mit der Chili-Mischung.

- Im vorgeheizten Ofen, bei 180 Grad Heißluft, backe ich die Quiche für ca. 30 Minuten, bis sie leicht gebräunt und gestockt ist.

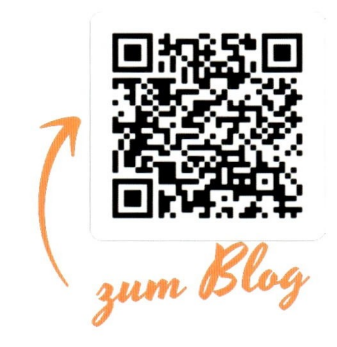

zum Blog

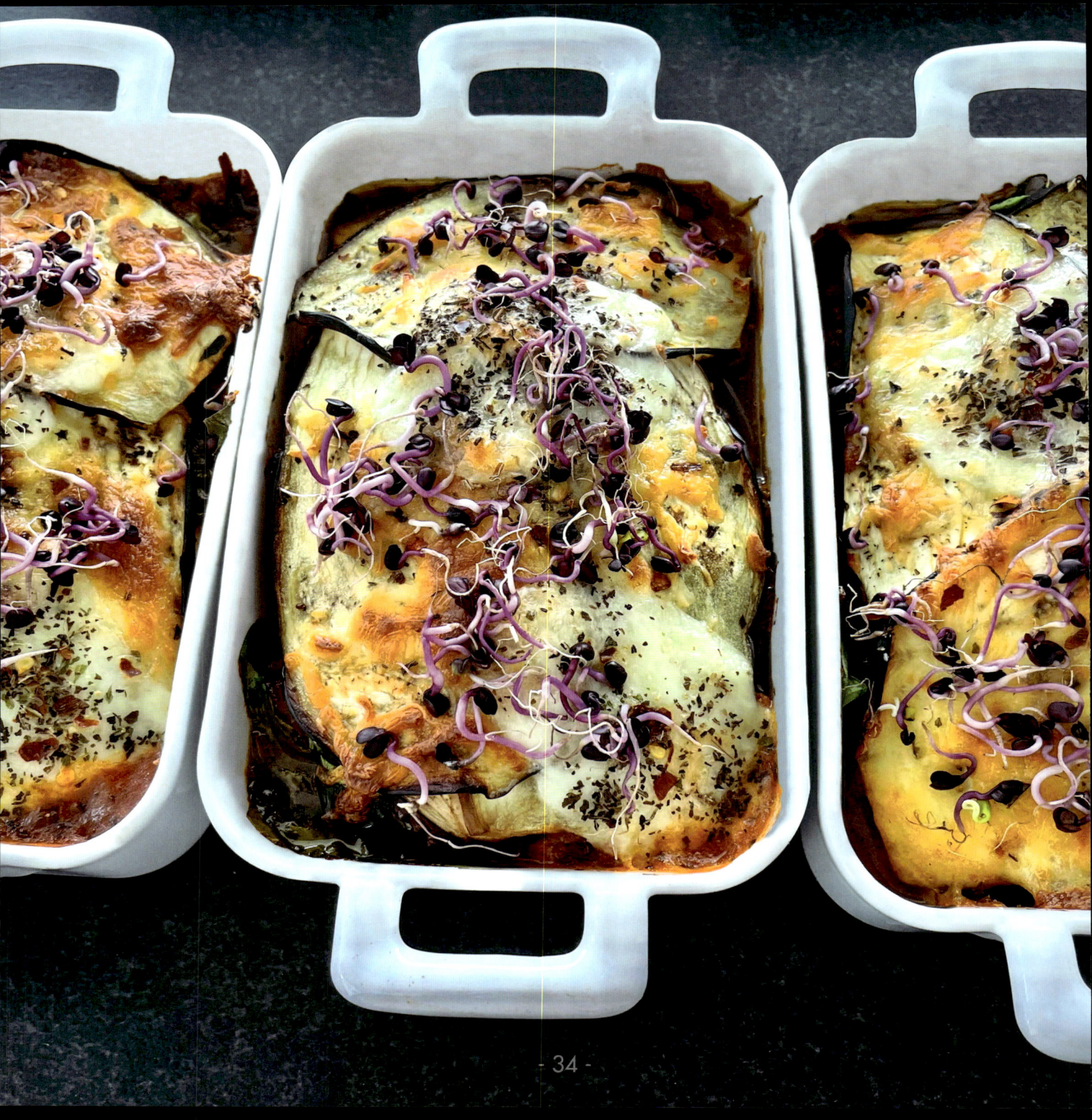

MELANZANI-LASAGNE

„eine glutenfreie und kalorienarme Art der Lasagne"

WAS ICH DAZU BRAUCHE:

Für 4 – 6 Portionen:

3 große Melanzani

2 – 3 EL Olivenöl

Knoblauch-Salz

1 kg Faschiertes (Rind oder Lamm)

1 Zwiebel

2 Knoblauchzehen

2 Karotten

500 ml passierte Tomaten

3 – 4 EL Tomatenmark

150 g Sauerrahm

Oregano

Chili

Basilikum

Salz, Pfeffer

200 g geriebenen Käse

Pizzagewürz

SO MACHE ICH DAS:

- Zuerst bereite ich die Melanzani vor. Dafür schneide ich diese der Länge nach in ca. 1 bis 2 cm breite Scheiben. Die Stücke pinsle ich mit Olivenöl ein und streue Knoblauch-Salz darüber.

- Ich backe die Melanzani im vorgeheizten Rohr, bei 200 Grad Heißluft, 15 Minuten vor.

- Den gehackten Knoblauch und die fein geschnittene Zwiebel röste ich in Olivenöl glasig an. Dann gebe ich das mit Salz und Pfeffer gewürzte Faschierte und die geputzten und kleinwürfelig geschnittenen Karotten dazu, röste dies kurz an und gieße anschließend mit den passierten Tomaten auf.

- Zuletzt rühre ich das Tomatenmark mit dem Sauerrahm unter und schmecke mit den Gewürzen ab.

- Die Melanzani sind zwischenzeitig fertig gedünstet. Diese schlichte ich abwechselnd mit der Sauce in meine Form und streue zuletzt den geriebenen Käse mit Pizzagewürz darüber.

- Bei 170 Grad Heißluft backe ich die Lasagne ca. 20 Minuten bis der Käse geschmolzen ist und eine schöne Farbe bekommen hat.

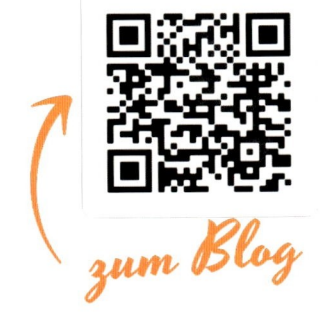

zum Blog

- 36 -

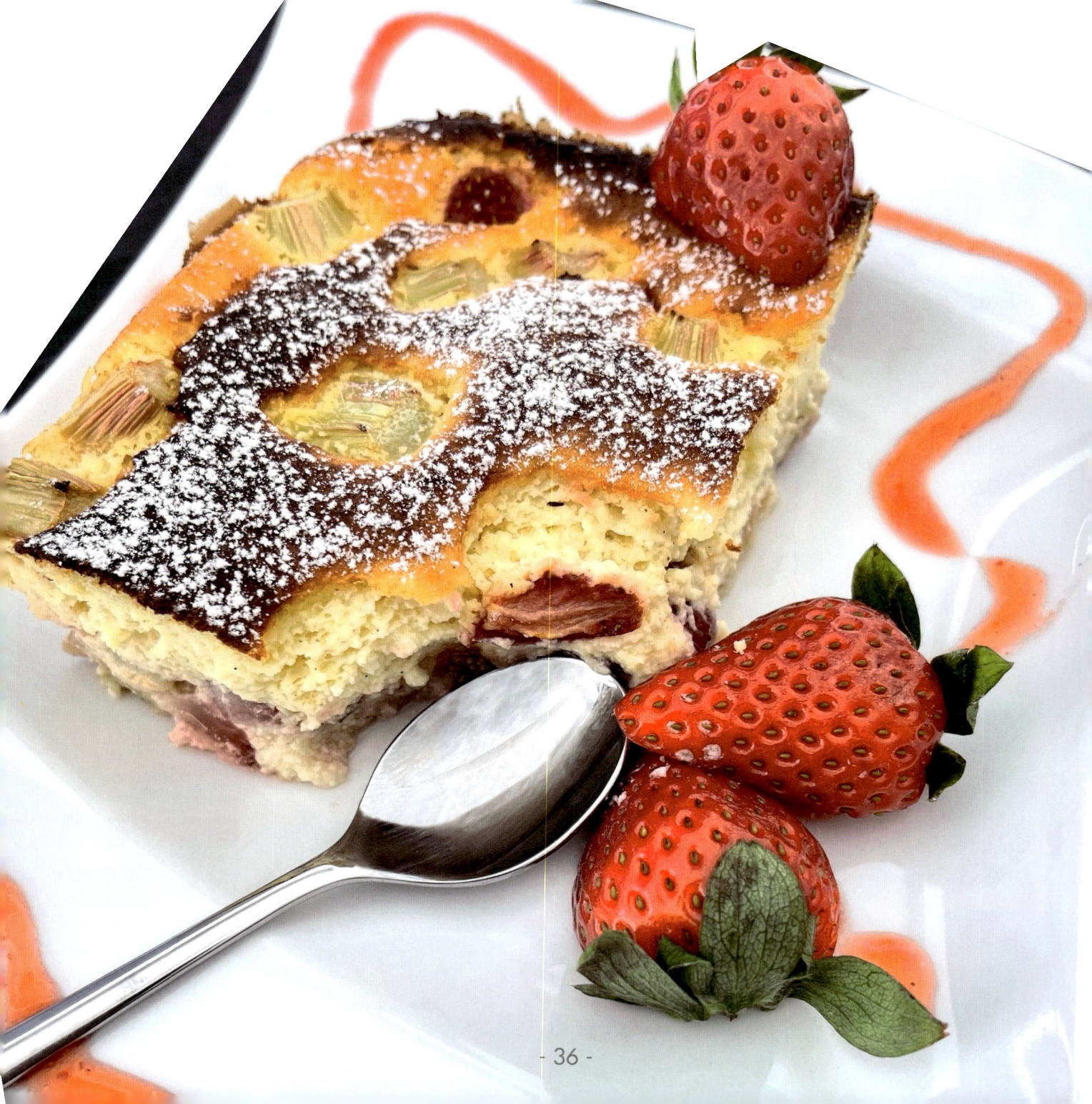

RHABARBER-ERDBEER-AUFLAUF

„leicht, fluffig und süß-sauer"

WAS ICH DAZU BRAUCHE:

Für 2 Portionen als Hauptspeise:

250 g Magertopfen

200 g Sauerrahm

2 Eier

6 EL Zukka

37 g Vanillepudding-Pulver

30 g Bio Whey Protein Vanille (Eiweißpulver)

4 – 6 Stangen Rhabarber, gewaschen, geschält, gewürfelt

6 große Erdbeeren in Stücke geschnitten

1/2 TL Backpulver

SO MACHE ICH DAS:

- Die Eier schlage ich mit Zucker auf und rühre dann Sauerrahm und Topfen vorsichtig unter.

- Das Puddingpulver vermische ich mit Backpulver und Eiweißpulver und hebe es unter die aufgeschlagene Ei-Zucker-Mischung.

- Den Rhabarber und die Erdbeeren gebe ich in eine 20 x 30 cm große Auflaufform und stelle eine Handvoll davon zur Seite.

- Den Teig verteile ich darüber und backe den Auflauf im vorgeheizten Ofen, bei 180 Grad Ober- und Unterhitze, für 10 Minuten.

- Danach verteile ich die restlichen Obststücke darüber und backe ihn weitere 35 bis 40 Minuten, bis dieser eine goldgelbe Farbe erhält.

- Nach der Backzeit lasse ich den Auflauf bis zum ersten Anschnitt noch kurz rasten!

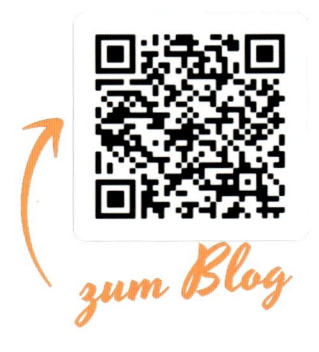

zum Blog

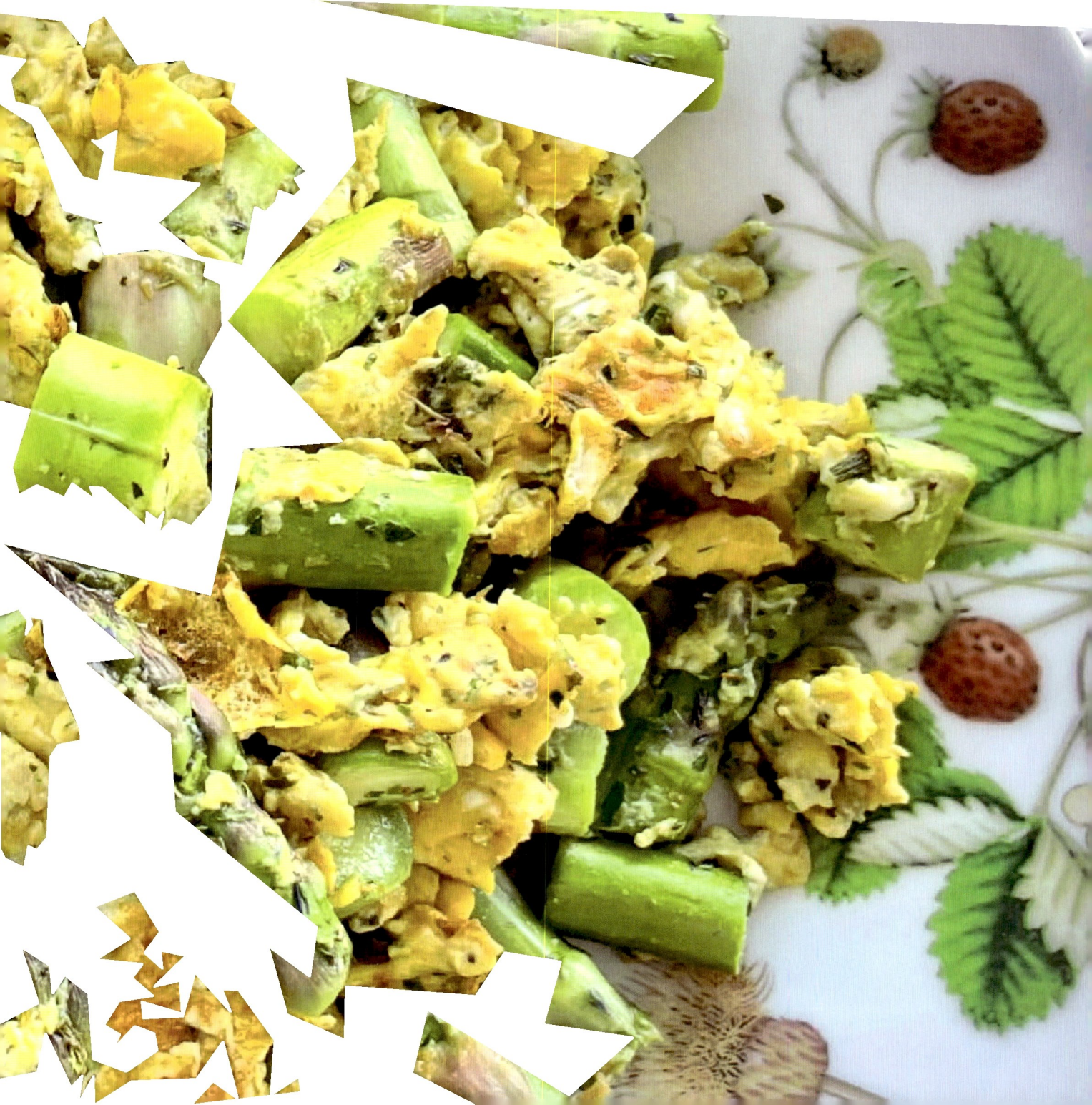

GRÜNSPARGEL-GRÖSTL

„die schnelle und doch so delikate Art, Spargel zu genießen"

WAS ICH DAZU BRAUCHE:

8 Eier

500 g Grünspargel, geschnitten

Salz

Holy-Veggie-Gewürz

Trüffelöl

SO MACHE ICH DAS:

- Die Eier schlage ich mit der Gabel in einer Schüssel auf, leere diese in eine beschichtete Pfanne und lasse sie bei mittlerer Hitze stocken.

- Dann gebe ich den gesäuberten und zugeputzten Spargel dazu, vermische Eier und Spargel und lasse das Ganze kurz in der Pfanne gemeinsam durchziehen.

- Mit dem Holy-Veggie-Gewürz würze ich die Eier und den Spargel und gebe zuletzt das Trüffelöl darüber.

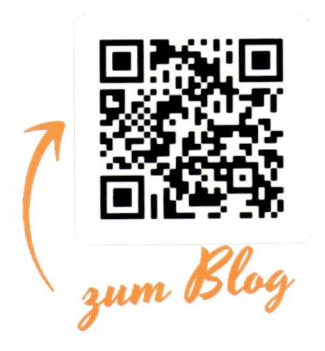

zum Blog

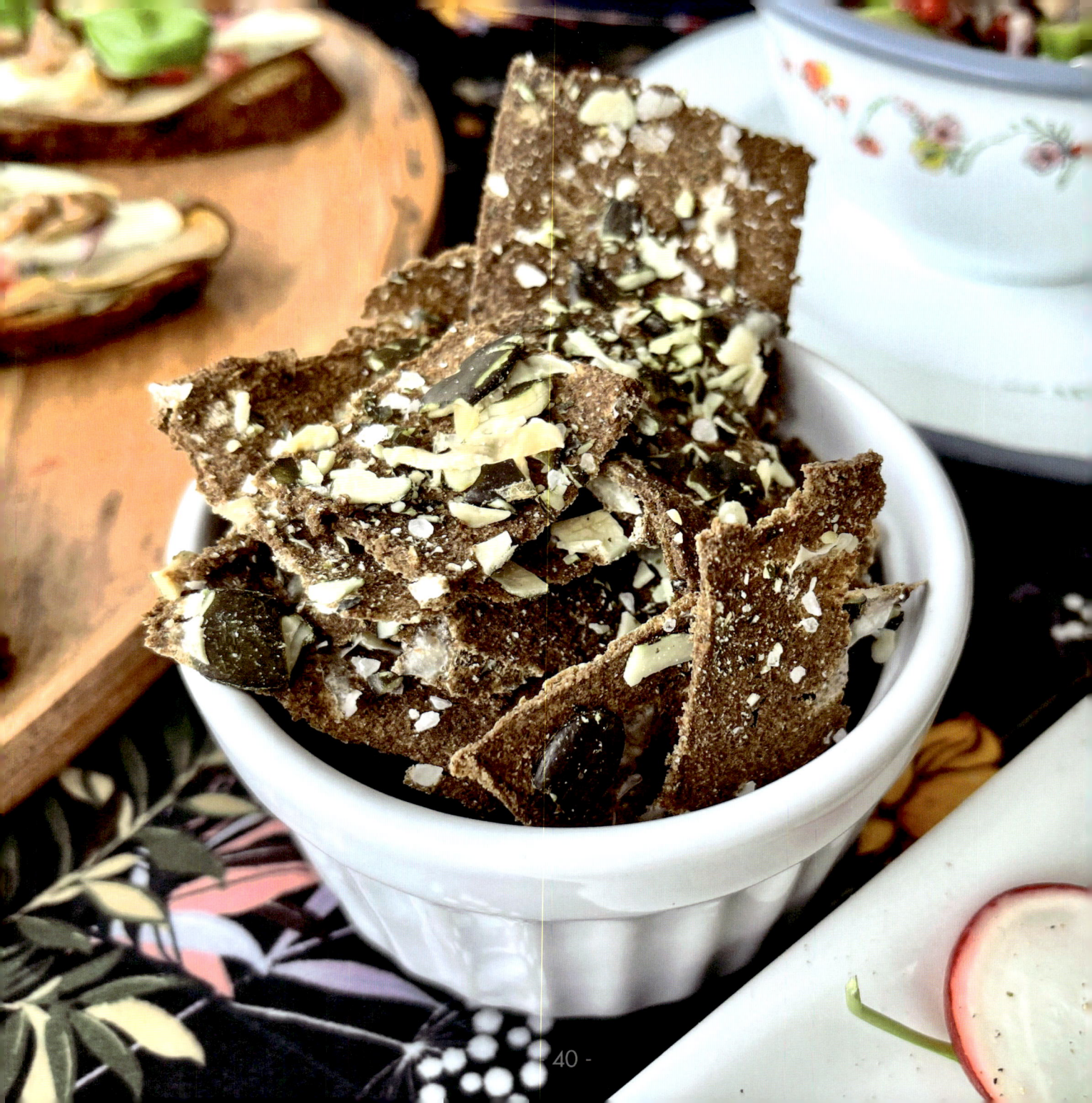

KÜRBISKERN-PARMESAN-CRACKER

„die ideale Beilage zu Salaten"

WAS ICH DAZU BRAUCHE:

25 g Leinsamenmehl
25 g Kürbiskernmehl
100 ml Wasser

Zum Bestreuen:
grobes Salz
geriebenen Parmesan
gehackte Kürbiskerne

SO MACHE ICH DAS:

- Die Mehle vermenge ich mit dem Wasser und streiche die Masse auf meine Dauerbackfolie so dünn als möglich auf.

Mein Tipp für Dich:
Mit der Tortenspachtel und viel Geduld funktioniert es am besten. Je dünner Du es aufträgst, desto knuspriger sind Deine Cracker!

- Nun streue ich Salz und die zerkleinerten Kürbiskerne sowie geriebenen Parmesan darüber. Ich schneide den Teig nun gleich in passende Stücke.

- Im vorgeheizten Rohr, bei 160 Grad Heißluft, trockne ich die Cracker ca. 40 bis 50 Minuten.

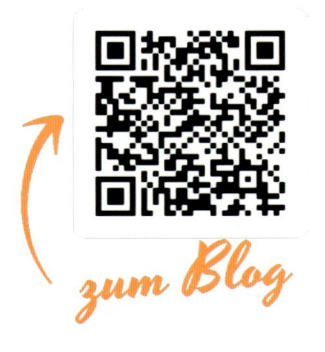

zum Blog

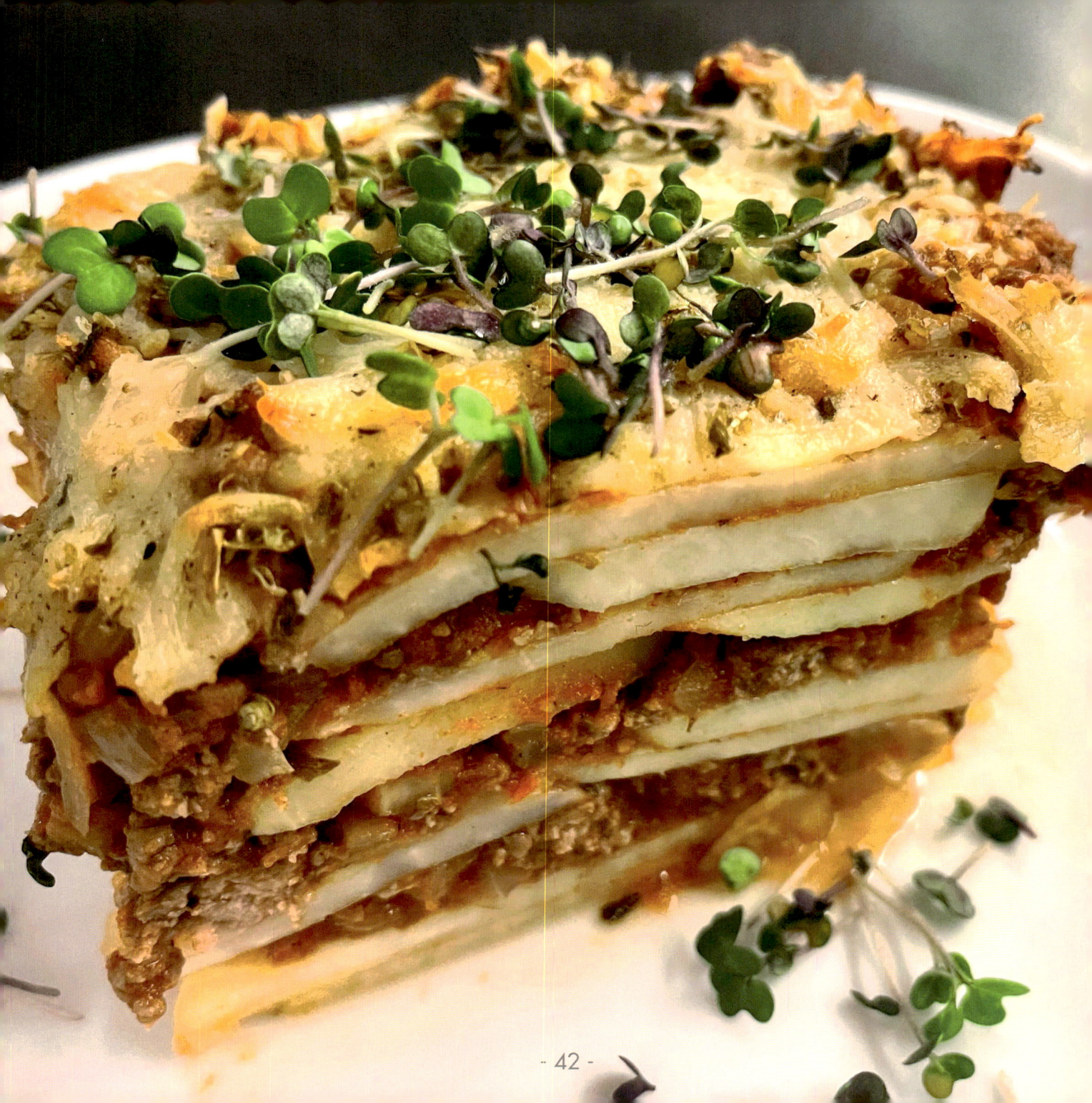

KOHLRABI-LASAGNE

„ein besonderer Genuss einer kalorienarmen Lasagne"

WAS ICH DAZU BRAUCHE:

Für 4 Portionen:

2 große Kohlrabi

2 Zwiebeln

2 Knoblauchzehen

2 Stangensellerie

500 ml passierte Tomaten

250 ml Tomatenwürfel

1 EL Paprika

1 EL Tomatenmark

Salz, Pfeffer

Oregano

100 g Mozzarella light

Kresse

Alternativ:

350 g Faschiertes vom Rind oder Wild

SO MACHE ICH DAS:

- In der Pfanne erwärme ich 1 EL Olivenöl und brate darin die gehackten Zwiebeln und Knoblauch an.

- Den geschnittenen Sellerie, die Tomaten und das Tomatenmark gebe ich dazu und verrühre es. Anschließend schmecke ich mit den Gewürzen ab.

- Für die Variante mit Fleisch röste ich in einer separaten Pfanne Zwiebel und das mit Salz, Pfeffer und Paprika gewürzte Faschierte an. Dieses kommt dann unter die Gemüse-Basis.

- Der Kohlrabi ersetzt die Teigblätter. Ich schäle und schneide den Kohlrabi in 4 bis 6 mm dünne Scheiben.

- Nun schlichte ich Kohlrabi und Sauce abwechselnd in eine Form. Zuletzt kommen der Käse, Oregano und Basilikum darüber. Im vorgewärmten Backrohr, bei 170 Grad Heißluft, lasse ich die Lasagne für ca. 40 Minuten im Rohr.

Mein Tipp für Dich:

Ich schneide die Kohlrabischeiben bewusst sehr stark. Du kannst sie gerne auch dünner schneiden.

- Die Lasagne verliert vom Gemüse nach dem Backen noch Flüssigkeit. Ich gieße diese vor dem Anrichten ab.

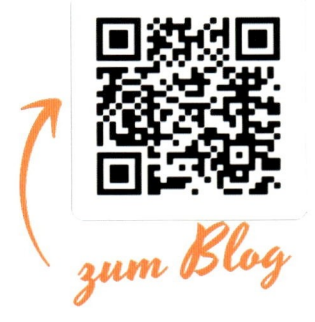

zum Blog

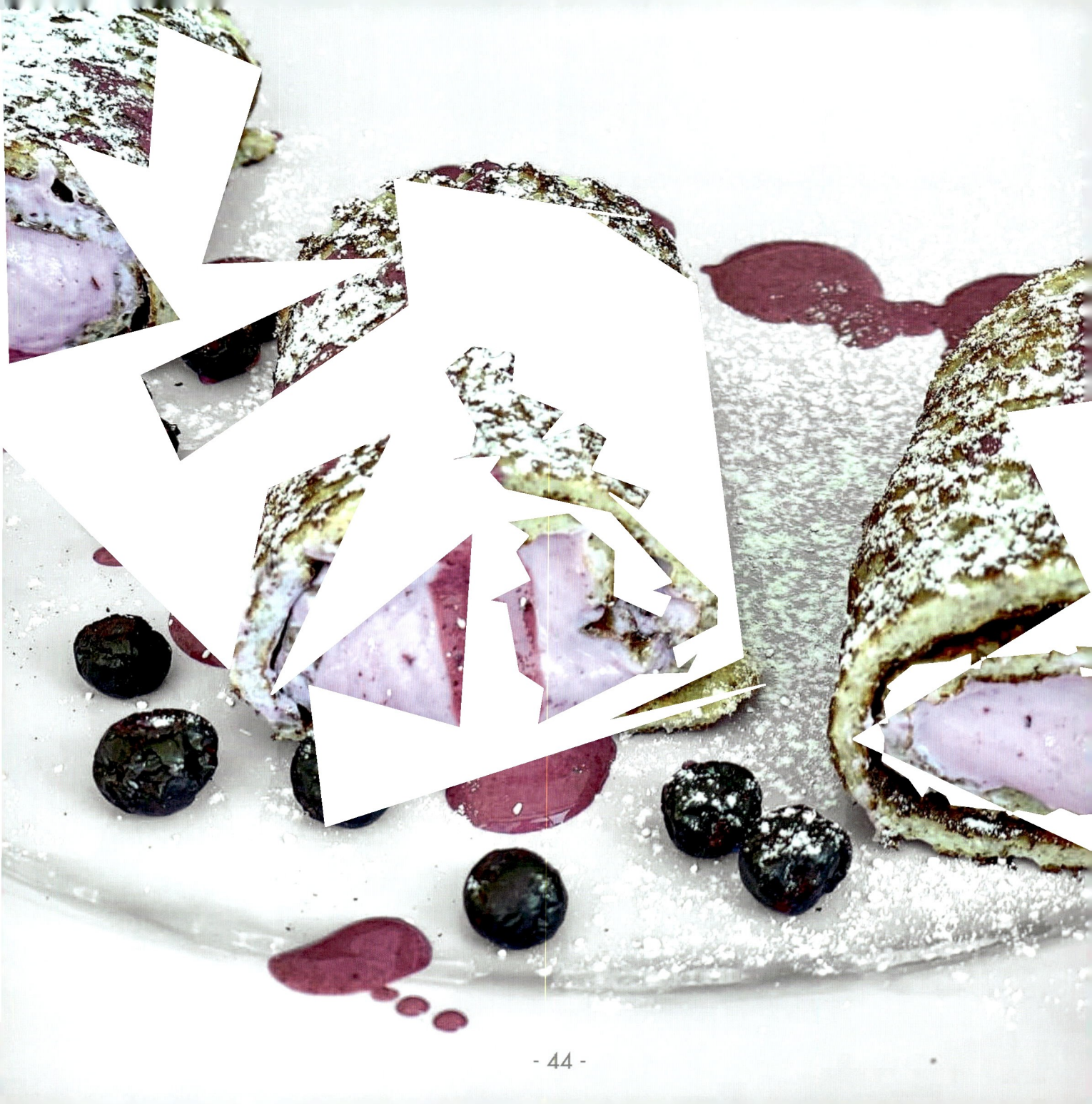

HEIDELBEER-CRÊPES

„ein süßer Mittagstisch auch in Low Carb-Zeiten"

WAS ICH DAZU BRAUCHE:

Für 8 – 10 Stück:

Für den Crêpe-Teig:

50 g Buchweizenmehl oder Kokosmehl

10 g Chiasamen

10 g Flohsamenschalenpulver

1 Prise Salz

420 ml Mandelmilch oder fettarme Milch

4 Eier Gr. L

etwas Mohnöl oder Mandelöl für die Pfanne

Zum Füllen:

500 ml Skyr

Agavendicksaft nach eigenem Ermessen

einen Spritzer Zitronensaft

etwas echte Vanille

SO MACHE ICH DAS:

- Alle Teigzutaten vermenge ich und mixe diese zu einem glatten Teig, den ich dann 10 bis 15 Minuten ziehen lasse, bevor ich die Crêpes in einer mit Öl bepinselten Pfanne dünn herausbacke.

- Für die Creme püriere ich Heidelbeeren, gebe Skyr mit Agavendicksaft oder Ahornsirup, einen Spritzer Zitronensaft und noch etwas Vanille für den Geschmack dazu!

- Damit fülle ich nun die Crêpes und garniere mit gefriergetrockneten Heidelbeeren, die fantastisch dazu passen!

Mein Tipp für Dich:

Ich gebe zum Schluss noch etwas pures Heidelbeermus obenauf, damit der Geschmack sich noch intensiviert!

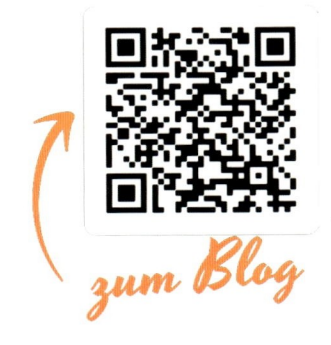

zum Blog

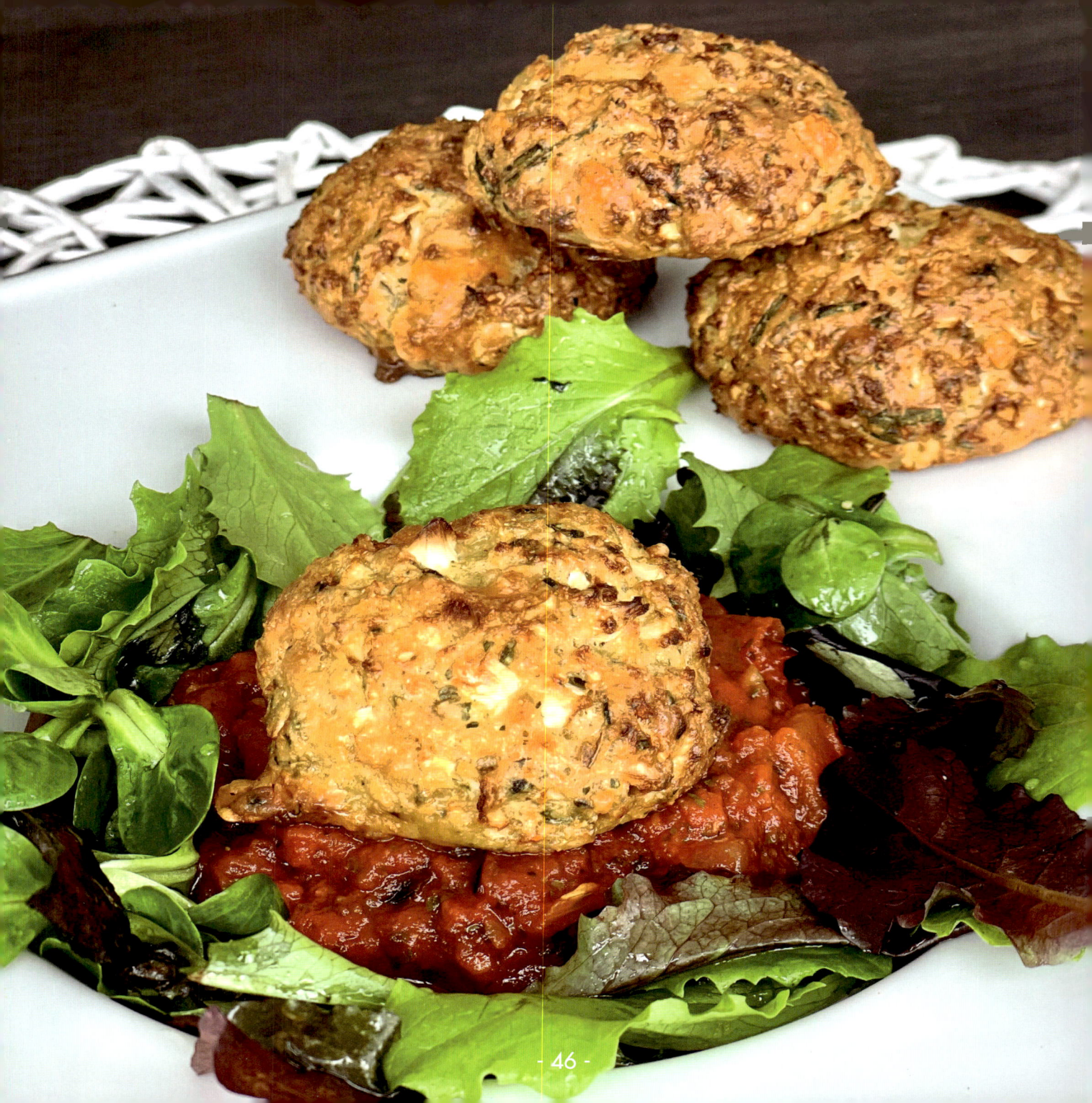

KARFIOL-LAIBCHEN AUF TOMATENRAGOUT

„fleischlose Laibchen auf pikante Art"

WAS ICH DAZU BRAUCHE:

Für 12 – 15 Laibchen:
1 kleinen Karfiol
2 Zwiebel
2 Knoblauchzehen
1 EL Öl zum Rösten
60 g geriebenen Parmesan
2 Eier Gr. L
2 EL Kichererbsenmehl
125 g Mini-Mozzarella, geviertelt
Zwiebel, Salz, Pfeffer, Oregano, Pizzagewürz
1 Bund frischer Schnittlauch, grob gehackt

alternativ: frischer Bärlauch

Für die Sauce:
500 ml gewürfelte Tomaten
angeröstete Zwiebel
Knoblauch
2 – 3 EL Tomatenmark
Salz
mediterrane Gewürze

SO MACHE ICH DAS:

- Den Karfiol wasche ich, schneide die Röschen ab und zerhacke sie sehr klein.

- Die Zwiebel und den Knoblauch hacke ich ebenfalls fein und röste diesen in der Pfanne an.

- Die Hälfte davon verwende ich für das Tomaten-Ragout, die andere Hälfte kommt in die Laibchen.

- Dann viertle ich den Mini-Mozzarella und vermenge alle Laibchen-Zutaten.

- Das Kichererbsenmehl kommt zuletzt mit den Gewürzen dazu!

- Nun forme ich kleine Kugeln, die ich dann aufs Blech setze und im vorgeheizten Backrohr, bei 200 Grad Heißluft, für 20 bis 30 Minuten backe, bis diese knusprig braun sind.

- Während die Laibchen im Backrohr sind, bereite ich noch das Tomatenragout zu.

- Dazu gebe ich die würfelig geschnittenen Tomaten in die Pfanne, die gerösteten Zwiebeln und Knoblauch sowie 2 bis 3 EL Tomatenmark und die Gewürze dazu und lasse es kurz einköcheln.

- Gemeinsam mit Blattsalaten richte ich nun zum Essen an.

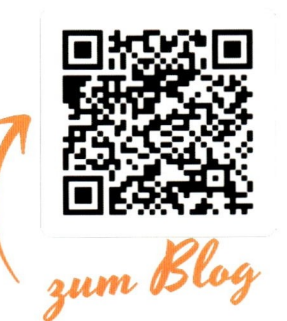

zum Blog

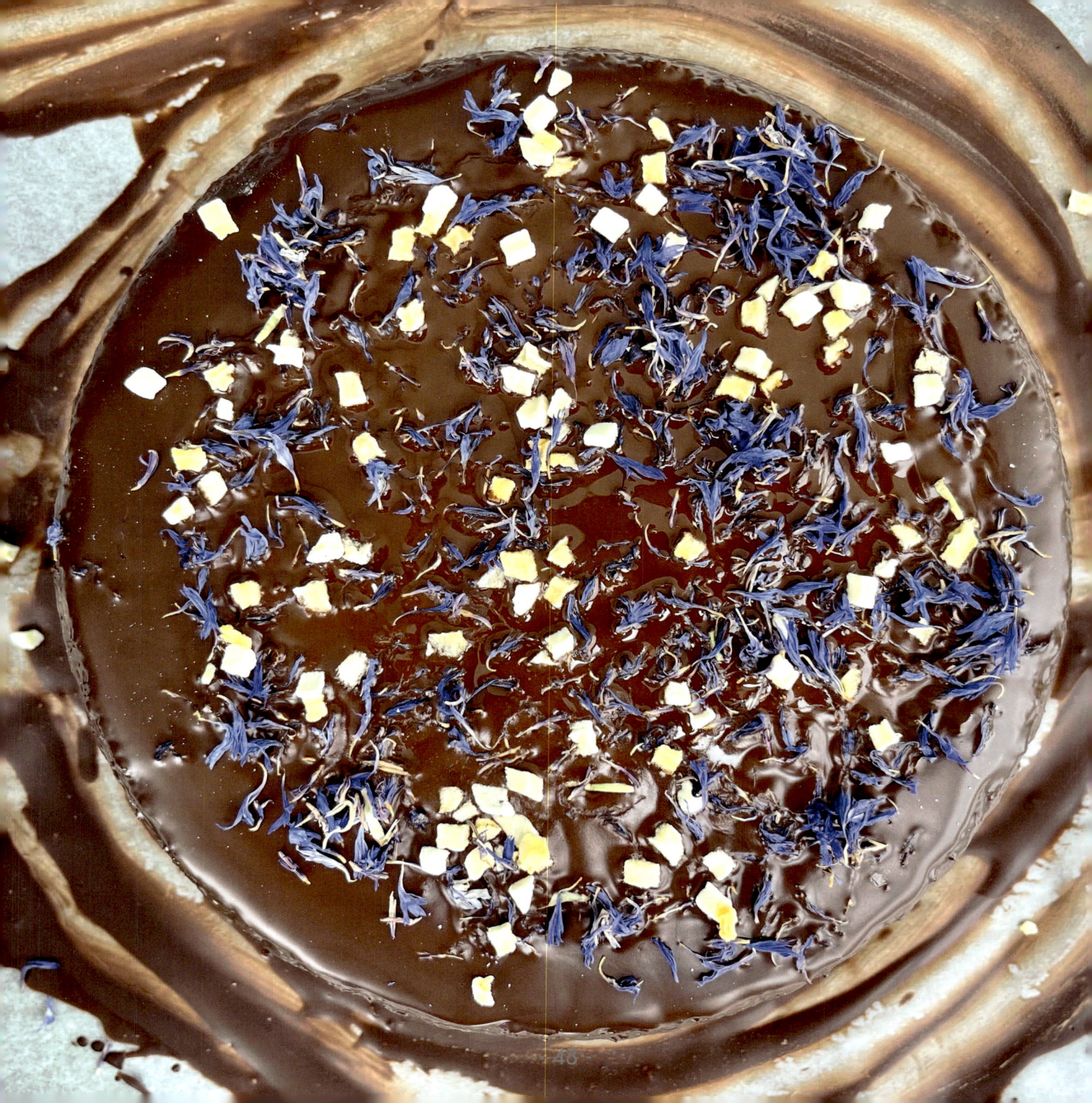

SCHOKOTRAUM MIT MANGO-CRISPIES

„Low Carb, glutenfrei und vegan vereint"

WAS ICH DAZU BRAUCHE:

60 g gemahlene Mandeln
60 g Backkakao
110 g glutenfreies Hafermehl
1,5 TL Weinstein-Backpulver
1 Prise Salz
110 g Apfelmus, nicht gesüßt
130 ml Mandelmilch, nicht gesüßt, leicht angewärmt
100 g Ahornsirup
90 g Kokosöl, flüssig
2 Handvoll Schokodrops von Xucker

Für die Glasur:
100 g 85%-Schokolade
1 – 2 EL Kokosöl, flüssig

Für die Deko:
getrocknete Kornblumen
Mango-Crispies

SO MACHE ICH DAS:

- Zuerst vermenge ich die trockenen Zutaten mit einem Löffel und gebe dann alle zuvor vermengten nassen Zutaten dazu. Dann rühre ich den Teig mit einer Gabel gut durch und streue noch die Schokodrops ein.

- In meiner eingefetteten 18-cm-Tortenform backe ich den Kuchen nun im vorgeheizten Rohr, bei 180 Grad Heißluft, für ca. 30 Minuten.

- Nach 30 Minuten Backzeit mache ich die Stichnadelprobe. Ist diese sauber, so ist der Kuchen fertig und kommt aus dem Backofen.

- Nach 10 Minuten Rastzeit gebe ich den Kuchen aus der Form und bereite die Glasur vor.

- Dafür mische ich die 85%-Schokolade mit etwas Kokosöl und überziehe damit die Torte.

- Nachdem die Glasur etwas angezogen ist, dekoriere ich mit Kornblumen und Mango-Crispies.

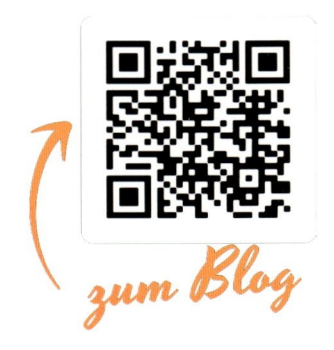

zum Blog

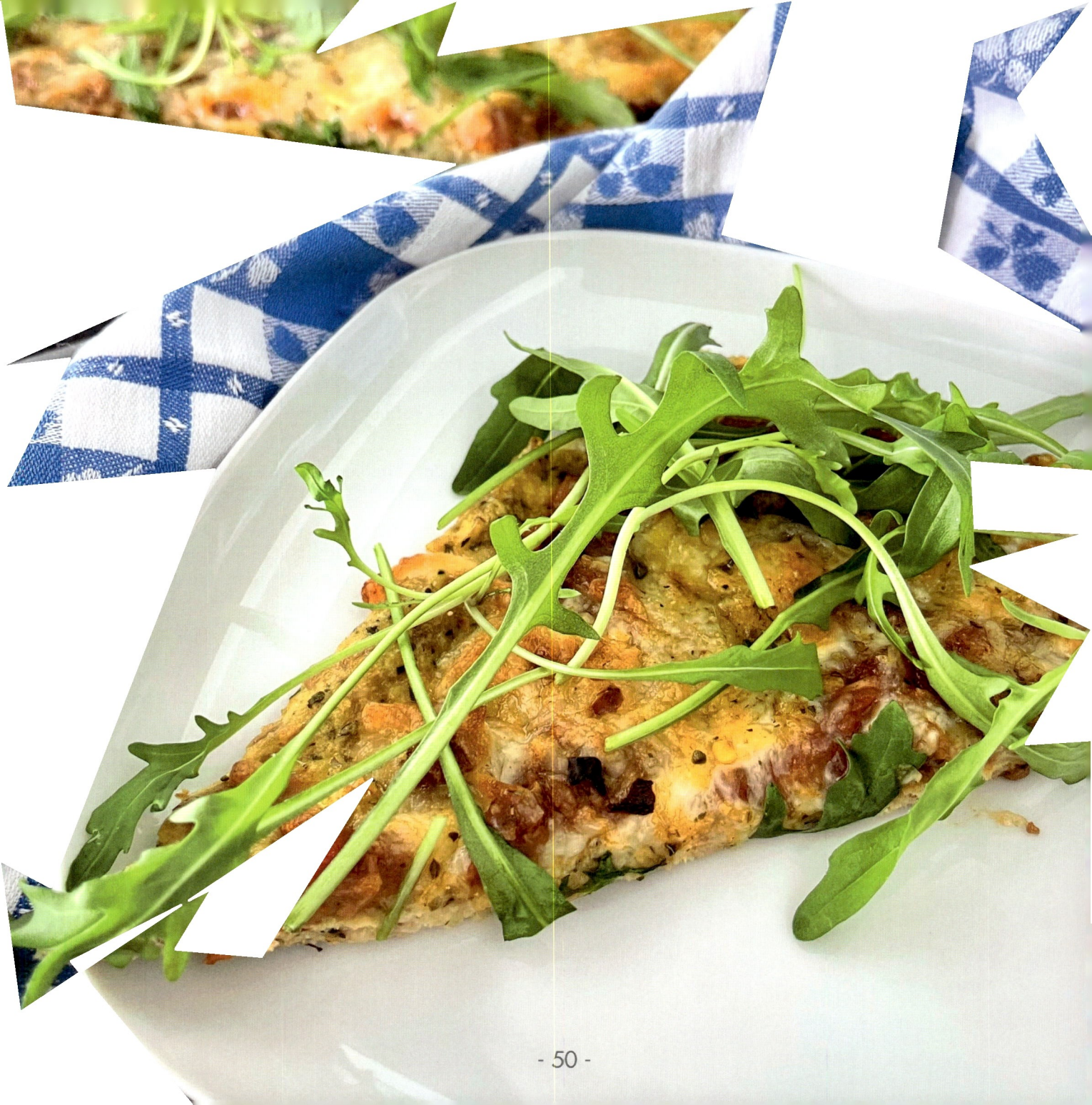

PIZZA MIT THUNFISCHBODEN

"eine Pizza, bei der Mann/Frau ab- und nicht zunimmt"

WAS ICH DAZU BRAUCHE:

Für 1 Stück Pizza:

Für den Teig:

2 Eier Gr. L

150 g netto Abtropfgewicht Thunfisch im Natursaft

2 EL Mandelmehl

Salz, Pfeffer

Oregano

Für den Belag:

4 – 5 EL Tomatenmark

Chili

Oregano

1 Zwiebel, in feine Ringe geschnitten

150 g geriebener Mozzarella

1 Handvoll frischer Rucola

SO MACHE ICH DAS:

- Die Zutaten für den Teig vermische ich mit einer Gabel gut und trage diese dann 1 cm dick in Pizzaform auf das mit Backpapier ausgelegte Backblech auf.

- Im vorgeheizten Rohr, bei 170 Grad Heißluft, backe ich den Pizzaboden 12 Minuten.

- Danach kommt der Belag darauf. Das Tomatenmark verrühre ich mit Chili und Oregano und streiche es auf den bereits vorgebackenen Boden. Darüber gebe ich die in Ringe geschnittene Zwiebel und streue den geriebenen Mozzarella mit Oregano darüber.

Mein Tipp für Dich:
Käseschnüre eignen sich besonders gut für diese Pizza.

- Im bereits warmen Backrohr backe ich, bei 200 Grad Heißluft, die Pizza nun weitere 12 Minuten fertig.

- Vor dem Servieren gebe ich noch eine Handvoll frischen Rucola darüber.

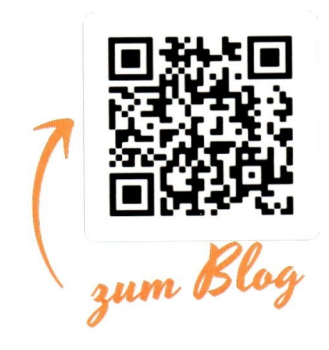

zum Blog

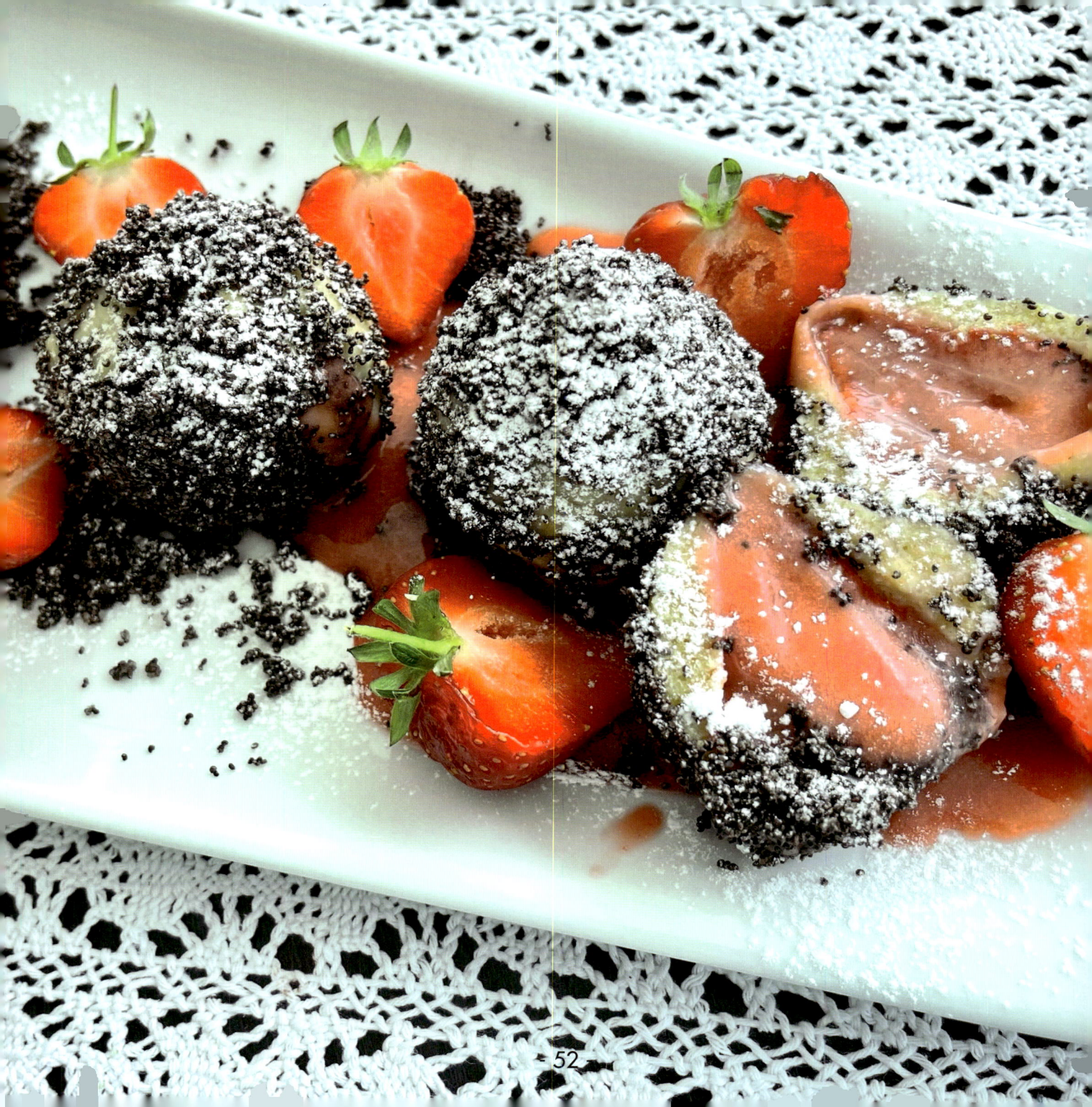

MOHN-TOPFEN-ERDBEER-KNÖDEL

„die süße Verführung für mittags"

WAS ICH DAZU BRAUCHE:

Für ca. 12 Knödel:

Für den Teig:

250 g Magertopfen

1 Ei Gr. L

140 g Zukka

120 g glutenfreies Hafermehl

37 g Vanillepudding-Pulver

Für die Fülle:

12 mittelgroße Erdbeeren

Für die Sauce:

250 g Erdbeeren püriert

nach Wunsch: gesüßt mit Agavendicksaft

Für den Mantel:

2 EL Kokosöl

2 EL Zukka

2 EL Mohn

SO MACHE ICH DAS:

- Aus den Zutaten knete ich einen Topfenteig, den ich gleich weiterverarbeite!

- Von der Teigkugel schneide ich zwölf gleich große Teile ab, setze jeweils mittig eine Erdbeere auf, umhülle diese dann mit Teig und drehe das Ganze zu einem Knödel.

- Im gesalzenen Kochwasser lasse ich die Knödel ca. 10 Minuten ziehen, bis sie an der Oberfläche schwimmen.

- Zwischenzeitig bereite ich anstatt Brösel den Mohn zu! Dazu gebe ich Kokosöl, Zukka und Mohn in eine Pfanne und röste es kurz durch.

- Die Knödel wende ich darin und serviere sie mit pürierter Erdbeersauce.

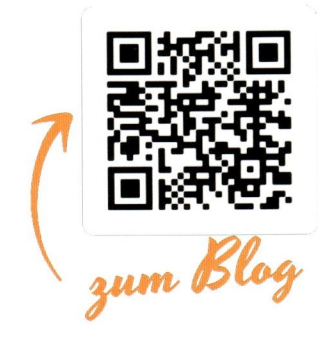

zum Blog

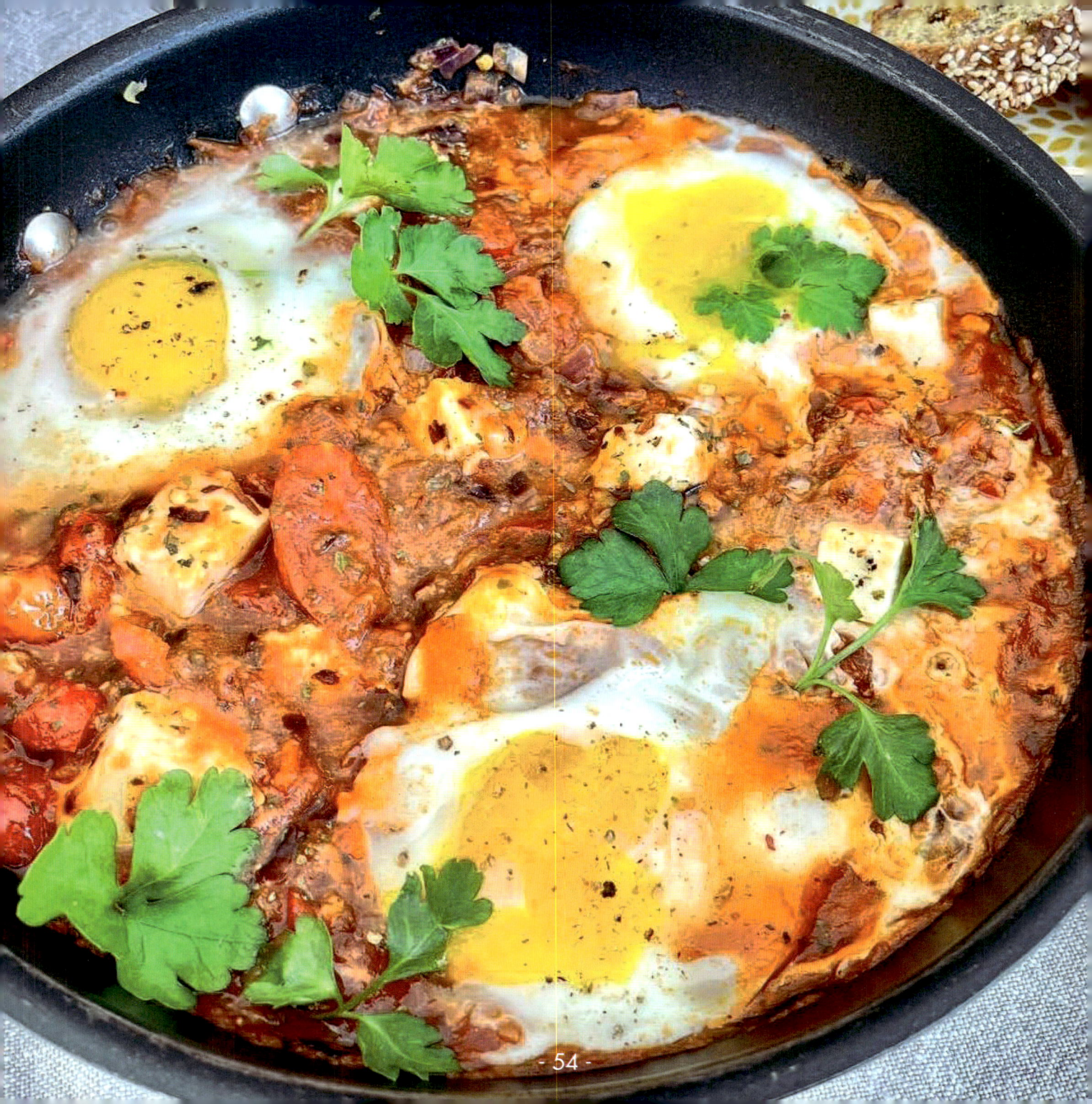

SHAKSHUKA

„eine gesunde Frühstücksvariante"

WAS ICH DAZU BRAUCHE:

Für 2 Portionen:

200 ml passierte Tomaten

1 große, rote Zwiebel, fein gehackt

2 Knoblauchzehen, gehackt

1 roter Paprika, kleinwürfelig geschnitten

8 – 10 Mini-Tomaten, halbiert

Kreuzkümmel

Chili

Koriander

Zwiebelsalz, Pfeffer

1 EL Olivenöl

3 – 4 Eier Gr. L

ein paar Schafkäse-Würfel

SO MACHE ICH DAS:

- In Olivenöl röste ich Knoblauch und Zwiebel kurz an, gebe dann alle Zutaten bis auf die Eier und den Käse dazu, lasse diese kurz dünsten und schmecke alles mit den Gewürzen ab.
- Abschließend kommen die Schafkäse-Würfel und die Eier hinzu, die ich zugedeckt zum Spiegelei stocken lasse!
- Mit frischen Kräutern serviert – ein Traum!

Mein Tipp für Dich:
Dazu passt wunderbar das glutenfreie, Low Carb-Nussbrot!

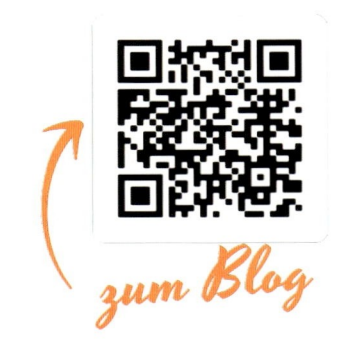

zum Blog

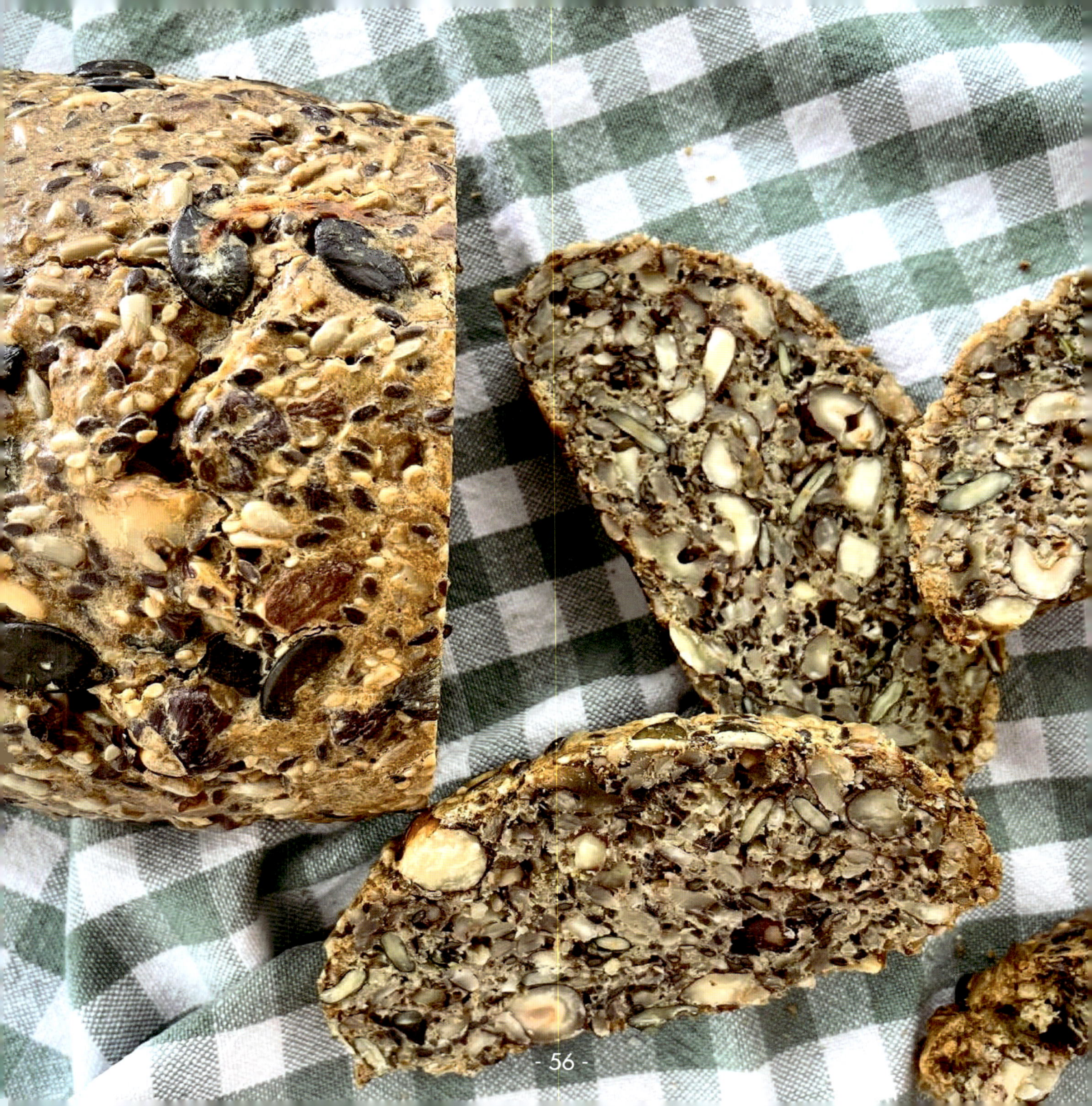

GLUTENFREIES NUSSBROT

„ohne viel Aufwand sehr schnell zubereitet"

WAS ICH DAZU BRAUCHE:

5 Eier

50 ml Olivenöl

200 g Nussmischung

50 g Leinsamen geschrotet (alternativ ganz)

50 g Leinmehl

50 g Sesam

100 g Sonnenblumenkerne

50 g Kürbiskerne

1/2 TL Zwiebelsalz

SO MACHE ICH DAS:

Mein Tipp für Dich:
Pro Ei verwende ich 100 g an Saaten und Nüssen. Du kannst dafür mischen, was immer Dir schmeckt!

- Die Eier schlage ich mit Salz und Olivenöl auf und leere diese Mischung dann zu den anderen bereits vermengten Zutaten.

- Im vorgewärmten Rohr, bei 160 Grad Heißluft, backe ich mein Nussbrot in der mit Backpapier ausgelegten Form ca. 1 Stunde. Danach erhöhe ich die Temperatur auf 180 Grad und backe das Brot noch 10 Minuten fertig!

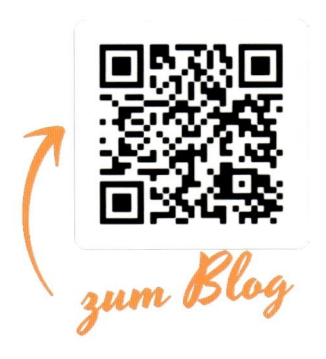

zum Blog

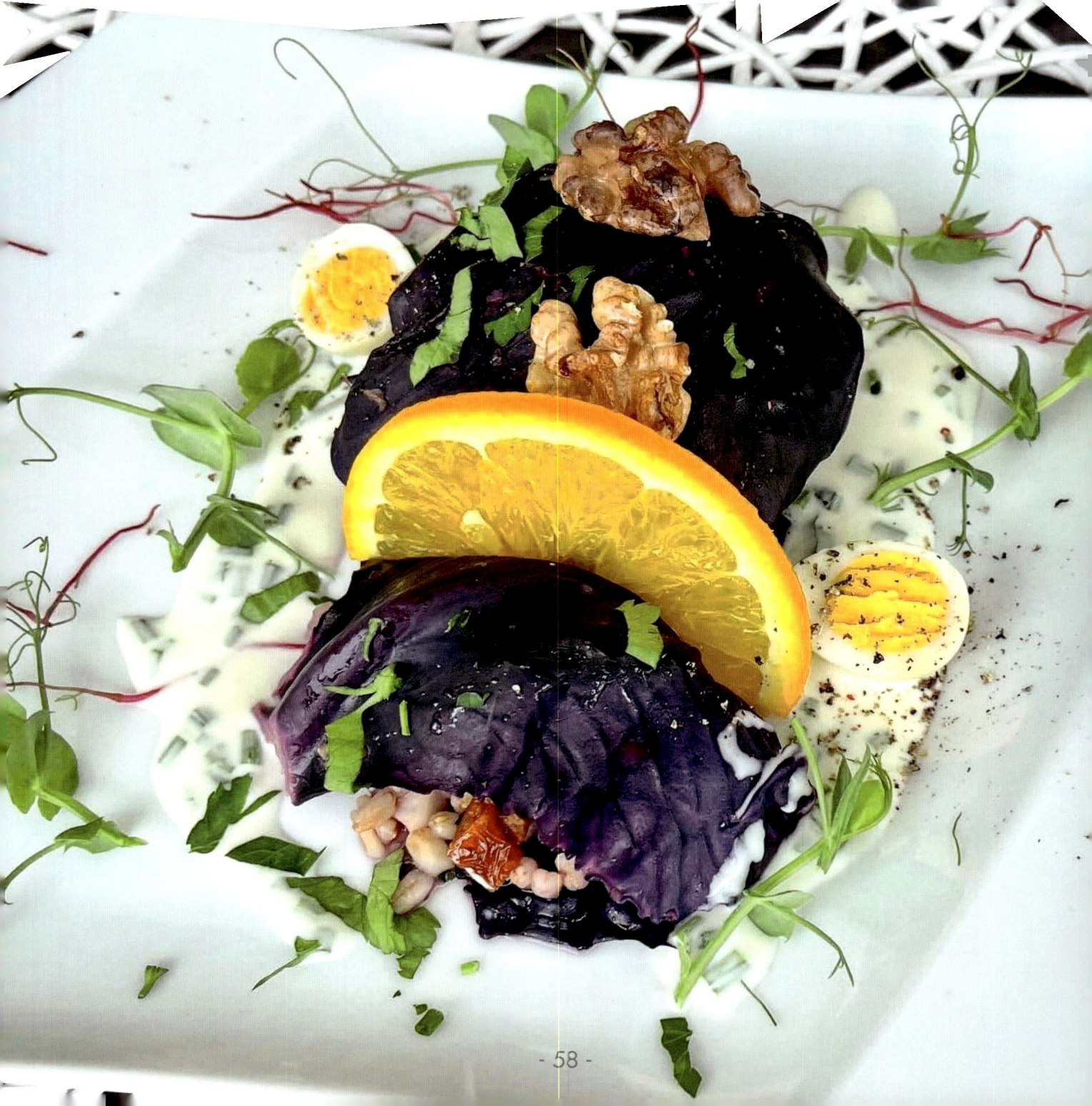

WAS ICH DAZU BRAUCHE:

Für ca. 4 – 6 Portionen:

1 Stück Blaukraut
1 Zwiebel
1/2 Zucchini
2 Frühlingszwiebel
150 g Kräuterseitlinge
1 Karotte
1 Fenchel
1 Handvoll getrocknete Tomaten
Saft einer halben Orange
200 ml Gemüsesuppe-Fond
Salz, Pfeffer
1 Prise geriebener Parmesan
10 Stück Walnüsse
etwas Zitronensaft, Salz für das Kochwasser zum Blanchieren
2 Becher Dinkelreis
4 Becher Wasser
1 EL Salz

Für den Dip:
125 g Sauerrahm
Schnittlauch, Petersilie, Salz

Für die Deko:
4 gekochte Wachtel-Eier
Erbsen- und Rote-Rübensprossen

BLAUKRAUT-WICKLER MIT KRÄUTERSEITLINGEN

„ein richtiger Eye-Catcher"

SO MACHE ICH DAS:

- Das Gemüse, außer dem Blaukraut, wasche und schneide ich genauso wie die Pilze kleinwürfelig.

- Den Dinkelreis koche ich mit Wasser und Salz in meinem Reiskocher bissfest.

- In einem großen Topf blanchiere ich die Blaukrautblätter im Salz-Zitronen-Wasser.

- Ich schrecke diese danach im kalten Wasser ab, damit sie die Farbe behalten.

- In einer großen Pfanne röste ich zuerst die Zwiebel, dann die Pilze und dann das gesamte Gemüse an und vermenge es mit dem fertigen Dinkelreis.

- Nun wickle ich diese Füllung ins Krautblatt, schlichte es in eine Pfanne, gebe obenauf Salz, Pfeffer, eine Prise Parmesan sowie ein paar Walnüsse, den Gemüsefond und den Saft einer halben Orange dazu.

- Im vorgewärmten Rohr, bei 200 Grad Heißluft, brate ich die Wickler für 20 Minuten.

- Ich richte die Krautwickler mit dem Rahmdip, Erbsen- sowie Rote-Rübensprossen und Wachtel-Eiern an!

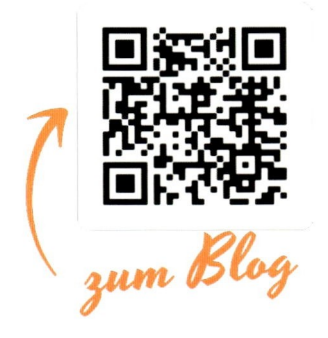

zum Blog

- 60 -

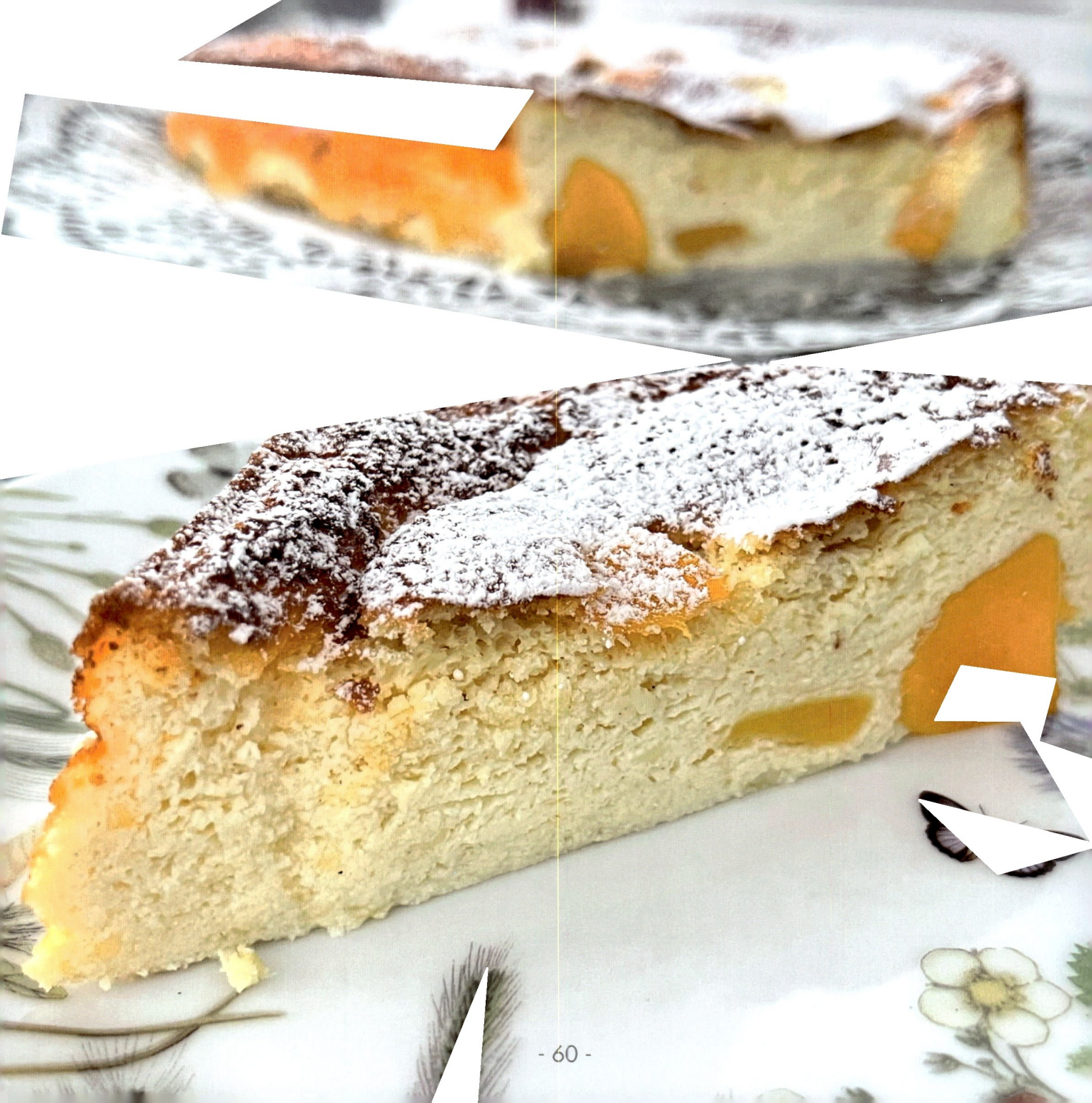

SKYR-MANGO-TORTE

„leicht und fruchtig"

WAS ICH DAZU BRAUCHE:

3 Eier

100 g Zukka

abgeriebene Schale einer Bio-Zitrone

500 g Skyr

1 Messerspitze echte Vanille

30 g Eiweißpulver

1/2 Pkg. Vanillepudding-Pulver

200 ml Magermilch

250 g Mangostücke, abgetropft, klein geschnitten

1 TL Weinstein-Backpulver

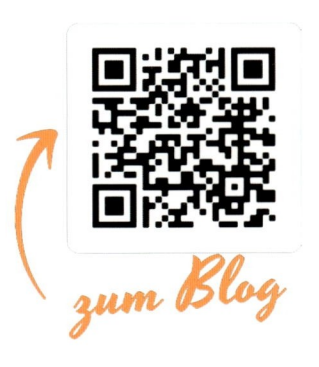

SO MACHE ICH DAS:

- Die Eier rühre ich mit dem Zukka und der Vanille sehr schaumig auf. Dann gebe ich alle anderen Zutaten langsam nach und nach dazu. Den Teig fülle ich in eine gefettete 24-cm-Backform ein.

- Ich bedecke zuerst den Boden und gebe dann die Hälfte der Mango-Stücke darüber. Die zweite Hälfte stelle ich zur Seite. Diese kommt während des Backvorganges dann später noch oben darüber.

- Im vorgewärmten Rohr, bei 170 Grad Heißluft, backe ich die Torte nun 45 Minuten.

- Nach 15 Minuten Backzeit streue ich die zweite Hälfte Mangostücke auf die Torte.

- Da der Teig schon leicht angebacken ist, versinken sie nun nicht mehr so stark.

Mein Tipp für Dich:
Ich verwende sehr gerne eingelegte Mangostücke, die ich gut abtropfen lasse!

- Die Torte lasse ich nun im offenen Backofen abkühlen. Dabei sinkt diese ca. ein Drittel in sich zusammen.

zum Blog

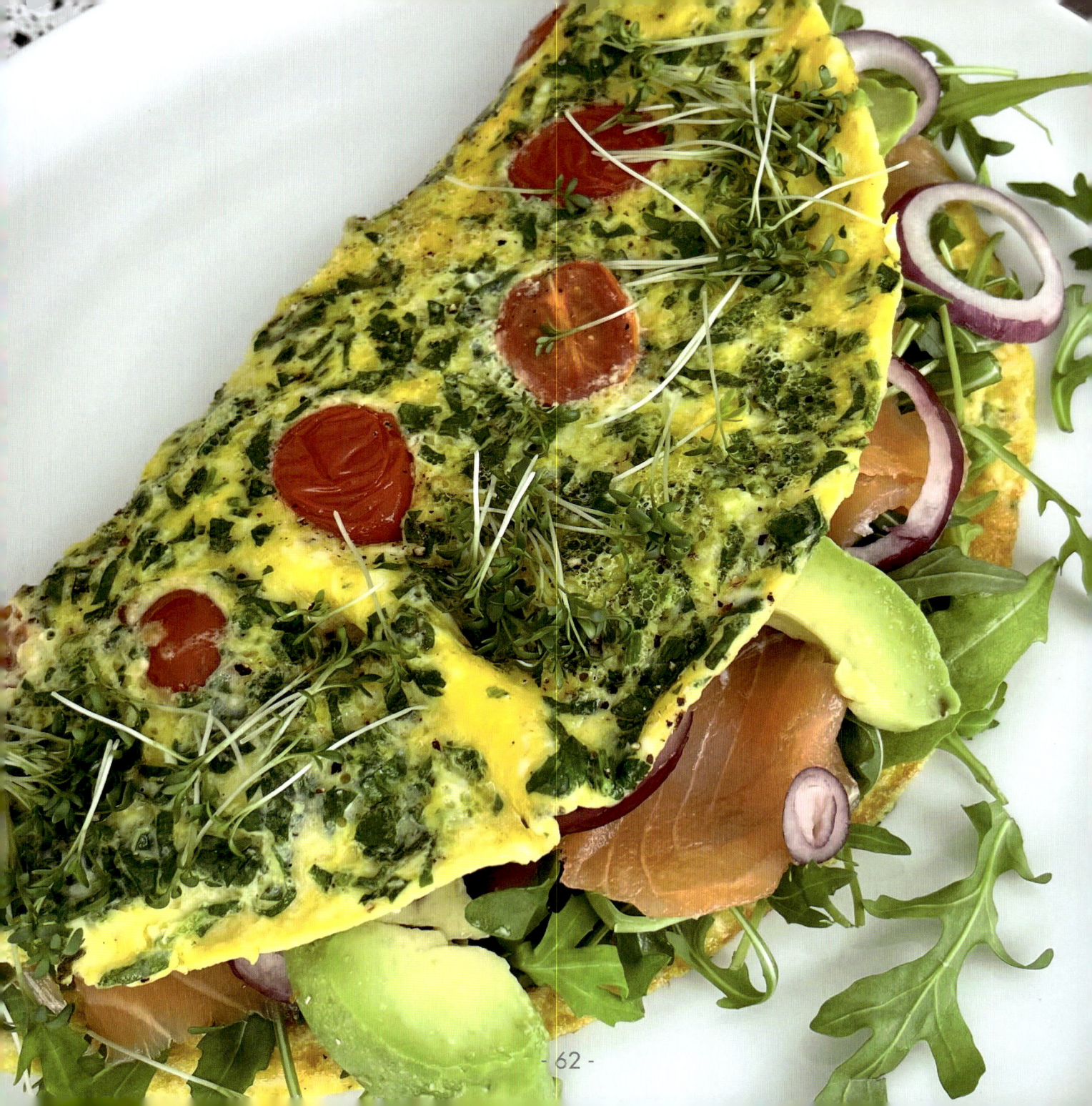

KRÄUTER-OMELETTE

„morgens – mittags – abends, es schmeckt immer"

WAS ICH DAZU BRAUCHE:

Für 2 Portionen als Hauptspeise:

8 Eier Gr. L

1/2 Bund frische Petersilie, gehackt

12 Stk. Kirschtomaten

Salz, Pfeffer

1 gehackte Knoblauchzehe

2 EL Butter

2 EL Rapsöl

Kresse zum Bestreuen

Für die Füllung:

200 g geräucherter Lachs

1 rote Zwiebel

1 Avocado (beträufelt mit frischer Zitrone und Knoblauch)

etwas Rucola

2 EL Dijonsenf vermengt mit 1 EL Agavendicksaft

SO MACHE ICH DAS:

- Die Eier verquirle ich, gebe die fein gehackte Petersilie mit dem Knoblauch dazu und schmecke mit Salz und Pfeffer ab.

- In zwei Pfannen erhitze ich das Fett und gebe jeweils die Hälfte der aufgeschlagenen Eier hinein. Darauf verteile ich die halbierten Tomaten und lasse die Omeletts zugedeckt, ohne wenden, dünsten, bis sie gar sind.

- Dann stürze ich diese auf ein Teller und nochmals mit Hilfe eines zweiten Tellers, damit ich die Innenseite zum Füllen habe.

Mein Tipp für Dich:
Im Blog kannst Du Dir die einzelnen Arbeitsschritte dazu gut ansehen.

- Darauf verteile ich die Sauce aus dem mit dem Agavendicksaft vermischten Senf. Auf nur einer Hälfte belege ich es mit Rucola, Lachs, roten Zwiebeln und Avocado. Zuletzt klappe ich das Omelette zu und bestreue es mit frischer Kresse.

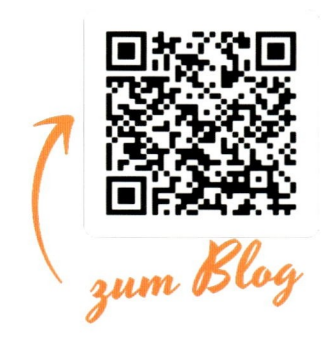

zum Blog

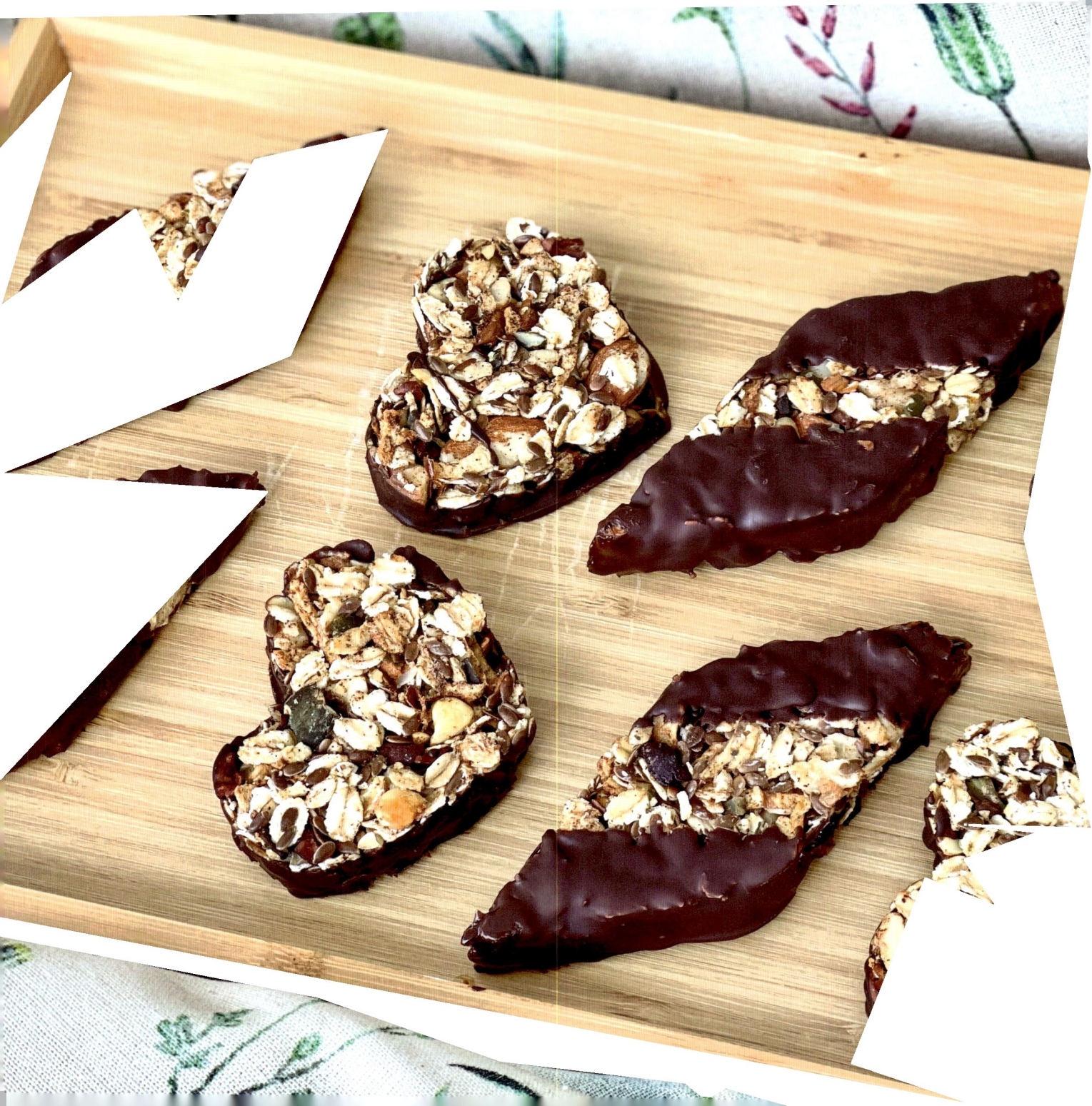

G'SUNDE MÜSLI-RIEGEL

„ideal, um den Gusto auf Süßes gesund zu stillen"

WAS ICH DAZU BRAUCHE:

- 180 g Haferflocken, großblättrig
- 30 g Kürbiskerne
- 35 g Cashewnüsse
- 35 g Mandeln
- 1 geriebener Apfel mit Schale
- 5 EL Leinsamen
- 2 – 3 EL Kokosöl alternativ Rapsöl
- 1 – 2 EL Honig oder Agavendicksaft
- 1 TL Zimt
- 1/4 TL Vanille
- 1/4 TL Tonkabohne
- 20 g getrocknete Sauerkirschen
- 1 Handvoll Kakaonibs, roh

Zum Dekorieren:
85%-Schokolade

SO MACHE ICH DAS:

- Den Leinsamen bedecke ich mit Wasser und lasse diesen ca. 1 Stunde aufquellen. Die Nüsse zerhacke ich und vermenge sie mit den aufgequollenen Leinsamen und den restlichen Zutaten.

Mein Tipp für Dich:
Der Honig ist nicht zwingend wegen der Süße nötig, allerdings muss die Menge „kleben".

- Die Masse fülle ich nun in meine Müsli-Formen ein und lasse diese dann im vorgeheizten Rohr, bei 175 Grad Heißluft, 25 Minuten backen.

- Nach dem Backen tunke ich meine Müsli-Riegel in dunkle 85%-Schokolade.

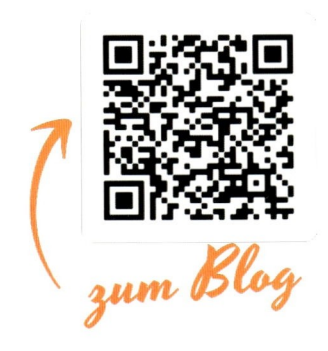

zum Blog

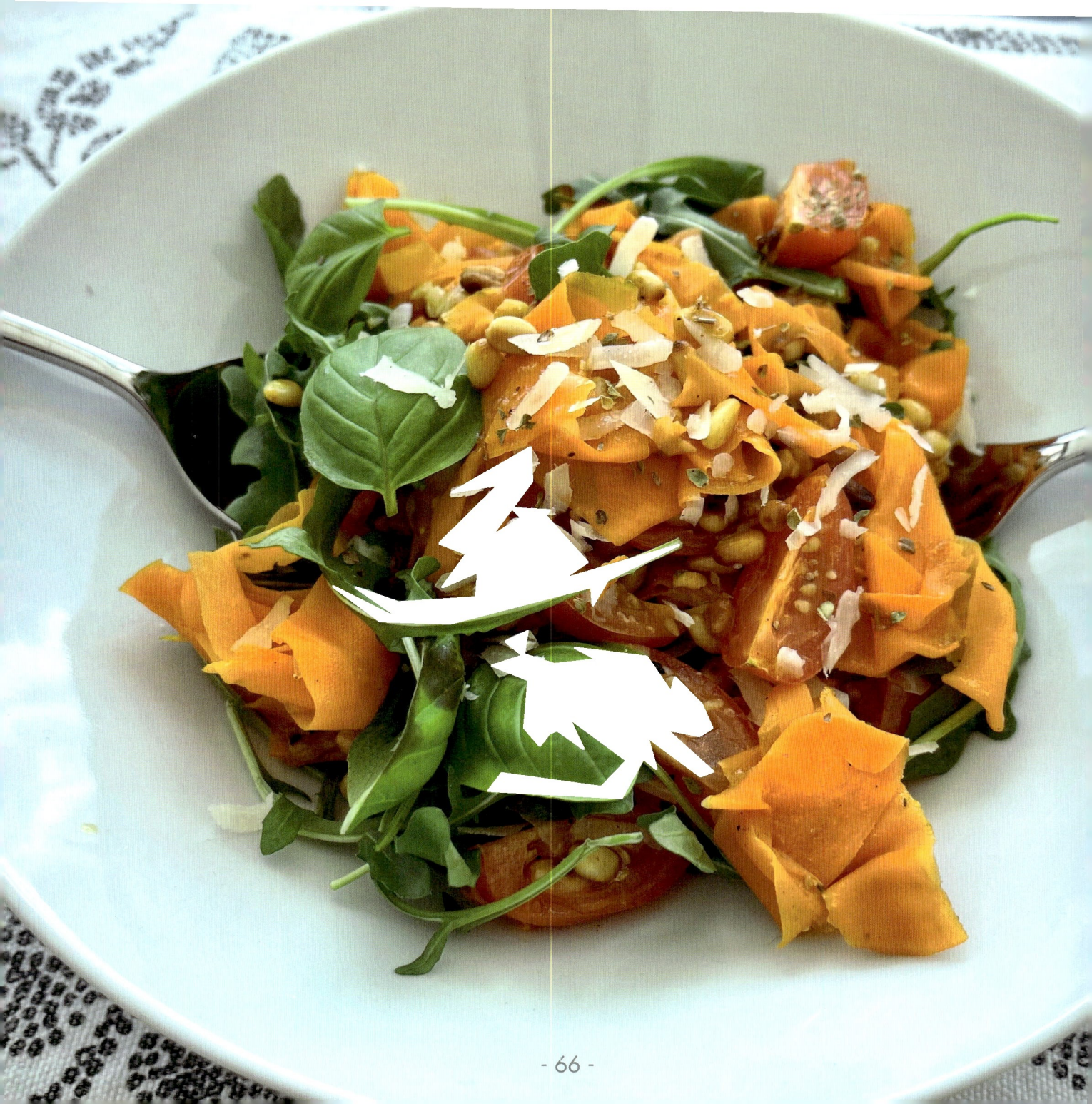

KAROTTEN-TAGLIATELLE

„die bunte Low Carb-Gemüse-Pasta-Version"

WAS ICH DAZU BRAUCHE:

Für 2 Portionen:

8 große Karotten

2 – 3 EL Olivenöl

Salz, Pfeffer

250 g Mini-Tomaten

1 Handvoll Rucola

30 g geriebenen Parmesan

4 – 5 Basilikumblätter

150 g geröstete Pinienkerne

100 ml Gemüsebrühe

etwas Oregano

SO MACHE ICH DAS:

- Zuerst röste ich die Pinienkerne in einer beschichteten Pfanne ohne Fett zartbraun an und stelle sie dann zur Seite.

- Die Karotten putze ich und schneide diese dann mit dem Sparschäler in Streifen (= Tagliatelle).

- In meiner Pfanne erhitze ich das Olivenöl und lasse die Karotten darin ca. 4 Minuten anbraten.

- Mit der Suppe gieße ich auf und lasse diese ca. 5 Minuten einköcheln.

- Dann kommen die Tomaten kurz dazu. Der Parmesan, die Pinienkerne und der Rucola werden zuletzt hinzugegeben und mit den Gewürzen abgeschmeckt.

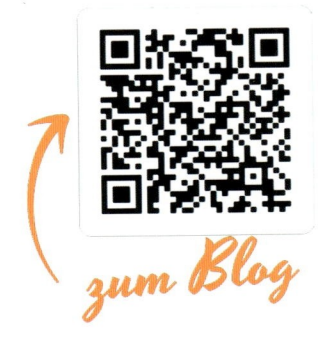

zum Blog

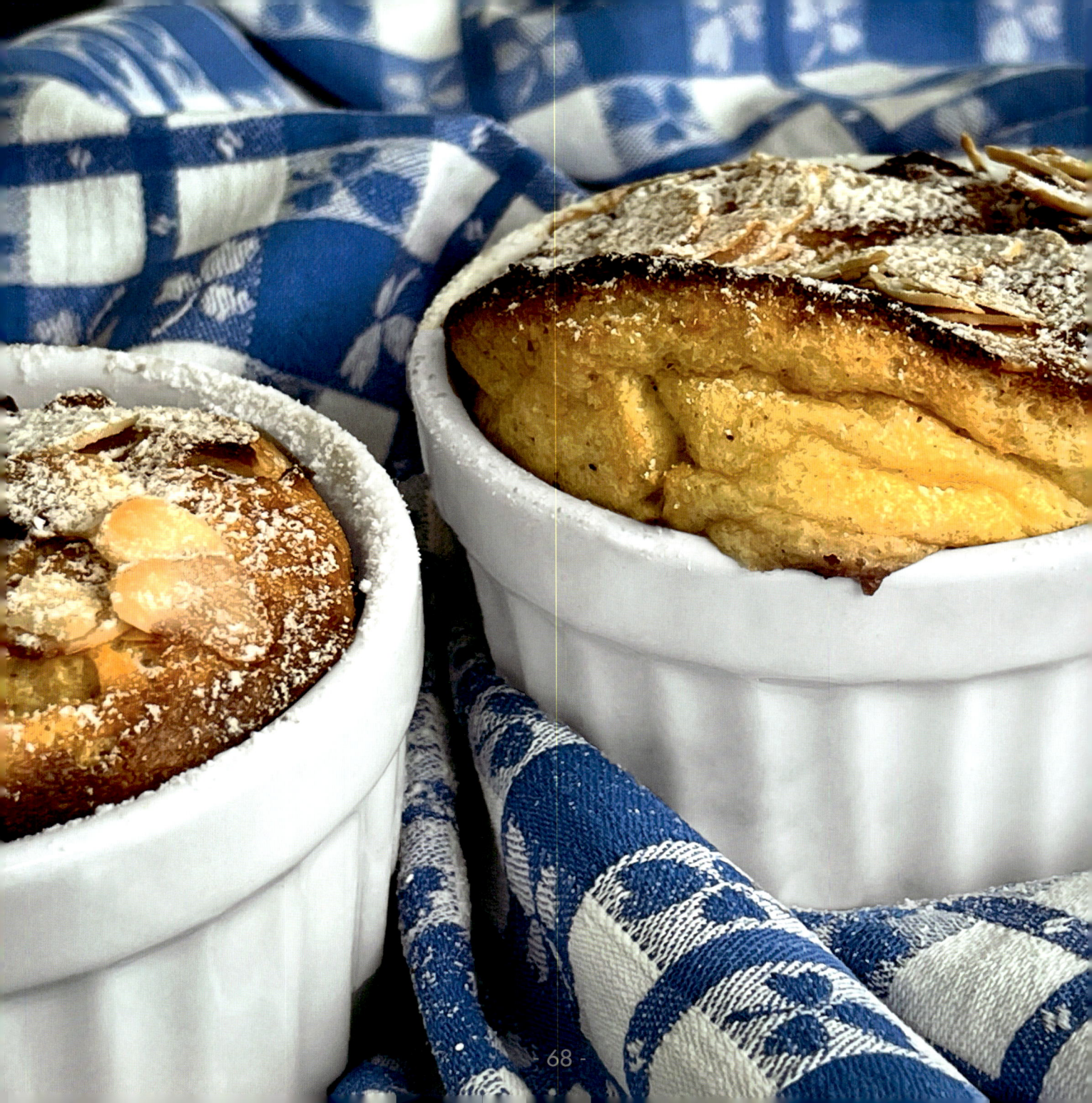

TOPFEN-NEKTARINEN-SOUFFLÉ

„für den süßen Hunger – leicht, luftig und doch so gut"

WAS ICH DAZU BRAUCHE:

Für 4 Portionen:

250 g Topfen 10%

250 g Sauerrahm, Magerstufe

250 g griechisches Joghurt, 0%-Fettstufe

4 Eier Gr. M

etwas Salz

3 – 4 EL Agavendicksaft

2 Pkg. Vanillepudding-Pulver

abgeriebene Schale einer Bio-Zitrone

1 Messerspitze echte Vanille

Alternativ:

1/2 EL Tonkabohne gemahlen

3 große, reife, weiche Nektarinen

1 Handvoll Mandelblättchen

etwas Bio-Vollrohrzucker für die Formen

SO MACHE ICH DAS:

- Ich trenne die Eier und schlage das Eiweiß mit einer Prise Salz cremig, aber nicht steif auf.

- Die Dotter rühre ich mit Agavendicksaft, Zitrone und Gewürzen sehr schaumig und menge dann Topfen, Rahm, Joghurt und Vanillepudding-Pulver bei. Zum Schluss hebe ich das cremige Eiweiß unter.

Mein Tipp für Dich:
Du kannst entweder 4 kleine Soufflé-Formen oder eine große Auflaufform verwenden.

- Meine hitzebeständige Form streiche ich mit wenig Butter ein und streue Vollrohrzucker darüber.

- Dann schichte ich abwechselnd Teig und die in Spalten geschnittenen Nektarinen ein. Zuletzt kommen die Mandelblättchen darauf.

- Im vorgewärmten Backrohr, bei 180 Grad Heißluft, backe ich den Auflauf 45 Minuten.

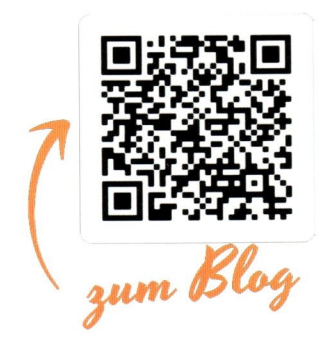

zum Blog

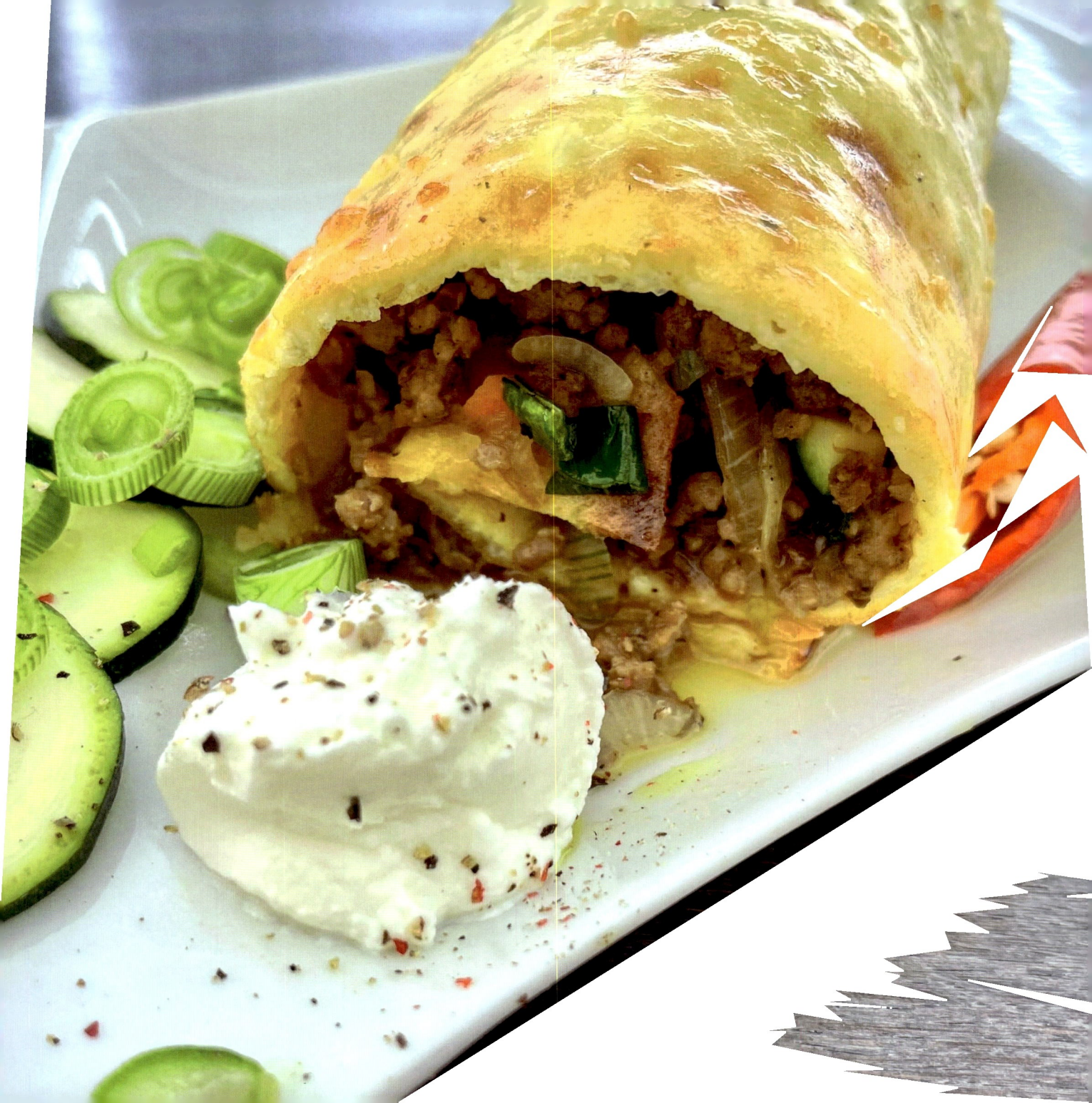

GEFÜLLTE EIER-ROLLE

„Döner-Genuss mal völlig anders"

WAS ICH DAZU BRAUCHE:

Für 4 kleine oder 2 große Portionen:

Für den Teig:

4 Eier Gr. L

150 g geraspelter Mozzarella

250 g Magertopfen

Salz, Pfeffer

1/2 TL gemahlener Kreuzkümmel

Zum Füllen:

350 g Hühnerfleisch, klein geschnitten, mariniert mit Dönergewürz

1 Zwiebel, in Ringe geschnitten

6 – 7 braune Champignons, blättrig geschnitten

Öl zum Anbraten

1/2 Gurke, in dünne Scheiben geschnitten

1/2 Eisberg-Salat, in Streifen geschnitten

3 – 4 Tomaten, in Scheiben geschnitten

Für die Sauce:

100 g Joghurt

2 – 3 EL Sauerrahm

frischer Schnittlauch, fein geschnitten

1 Knoblauchzehe, zerdrückt

Salz

SO MACHE ICH DAS:

- Die Teigzutaten vermische ich gut. Danach streiche ich die Teigmasse aufs Backblech. Im vorgeheizten Rohr wird die Eierrolle nun, bei 170 Grad Heißluft, ca. 20 Minuten gebacken.

- Das marinierte Fleisch röste ich mit Zwiebel und Champignons kurz an, bis es gar ist.

- Den gebackenen Teig schneide ich nun in 2 große Teile, belege ihn und rolle ihn dann auf.

Mein Tipp für Dich:
Im Blogbeitrag kannst Du Dir die Technik dazu genau ansehen.

- Zum Servieren teile ich jede Rolle in 2 Stücke auf, sodass es 4 Portionen werden!

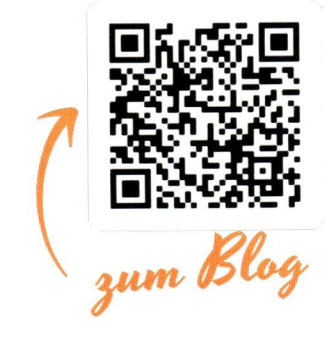

zum Blog

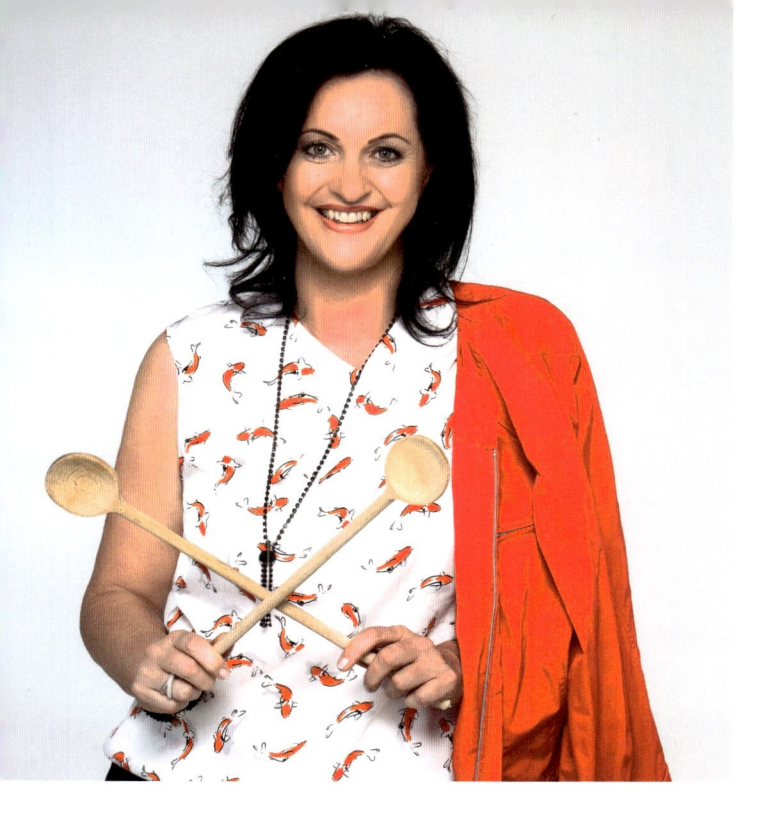

DANKE!

Wenn ein Buch erscheint, so steht immer der Autor oder die Autorin im Vordergrund.

Das ist nicht besonders fair, weil es immer vieler Menschen bedarf, die eine solche Publikation überhaupt erst ermöglichen. Das war natürlich auch bei mir der Fall. Und die lieben Menschen, die mir während des Backens und Schreibens eine große Hilfe gewesen sind, sollen hier nun besondere Erwähnung finden. Ich hoffe, an alle gedacht zu haben.

Zunächst richtet sich mein Dank an meinen Mann DI Dr. Werner Aumayr, der unermüdlich, selbst zu den unmöglichsten Tageszeiten, mit seinem Wissen bereitstand und maßgeblich für die QR-Code-Verlinkungen in diesem Buch verantwortlich ist. Ich danke Dir auch für den großen zeitlichen Freiraum für dieses weitere Buchprojekt.

Meine Ideen und Kreationen wurden zwar von mir in Worte gefasst und zu Papier gebracht, jedoch musste alles zunächst mein Lektorat lesen und stilisieren. Das war bestimmt nicht immer einfach. Und was er daraus gemacht hat, ist einfach phänomenal. Innigen Dank also, lieber Helmut Maresch.

Ebenso großen Dank möchte ich meiner Grafikerin Marina Geisberger aussprechen, die aus jedem Text-Bild-Entwurf wieder sensationelle Buchseiten gezaubert hat.

Nicht zuletzt möchte ich mich bei meinen Freunden, Bekannten und Social Media Followern für die Ermutigung ein weiteres Buch zu schreiben, die stets aufmunternden Worte und die Inspirationen dazu bedanken.

Ein herzliches Dankeschön euch allen – ich schätze Eure Unterstützung sehr.

IMPRESSUM

Private Taste GmbH
Anita Moser
Biberweg 31
A-4030 Linz
www.private-taste.at

Facebook Seite: https://www.facebook.com/privatetastebyanitamoser
Facebook Gruppe Regional statt global: https://www.facebook.com/groups/789781604820286/
Facebook Gruppe Linz isst...: https://www.facebook.com/groups/linz.isst
Facebook Gruppe Ö isst...: https://www.facebook.com/groups/403587846326992
Instagram: https://www.instagram.com/privatetastebyanitamoser
LinkdIn: https://www.linkedin.com/in/anita-moser-46945793/

72 Seiten, Hardcover
210 x 210 cm
mit vielen persönlichen Fotografien

Erscheinungsdatum:	April 2022
Zweite Auflage:	500 Stk.
Druckerei:	Gutenberg-Werbering
Lektorat:	Helmut Maresch
Grafische Gestaltung:	Marina Geisberger und Carola Kreuzeder

Bildnachweis:
Private Taste GmbH

Copyright:
Alle enthaltenen Informationen und Bilder unterliegen dem Urheberrecht von Anita Moser; eingetragene Markenzeichen dem Urheberrecht des jeweiligen Inhabers.

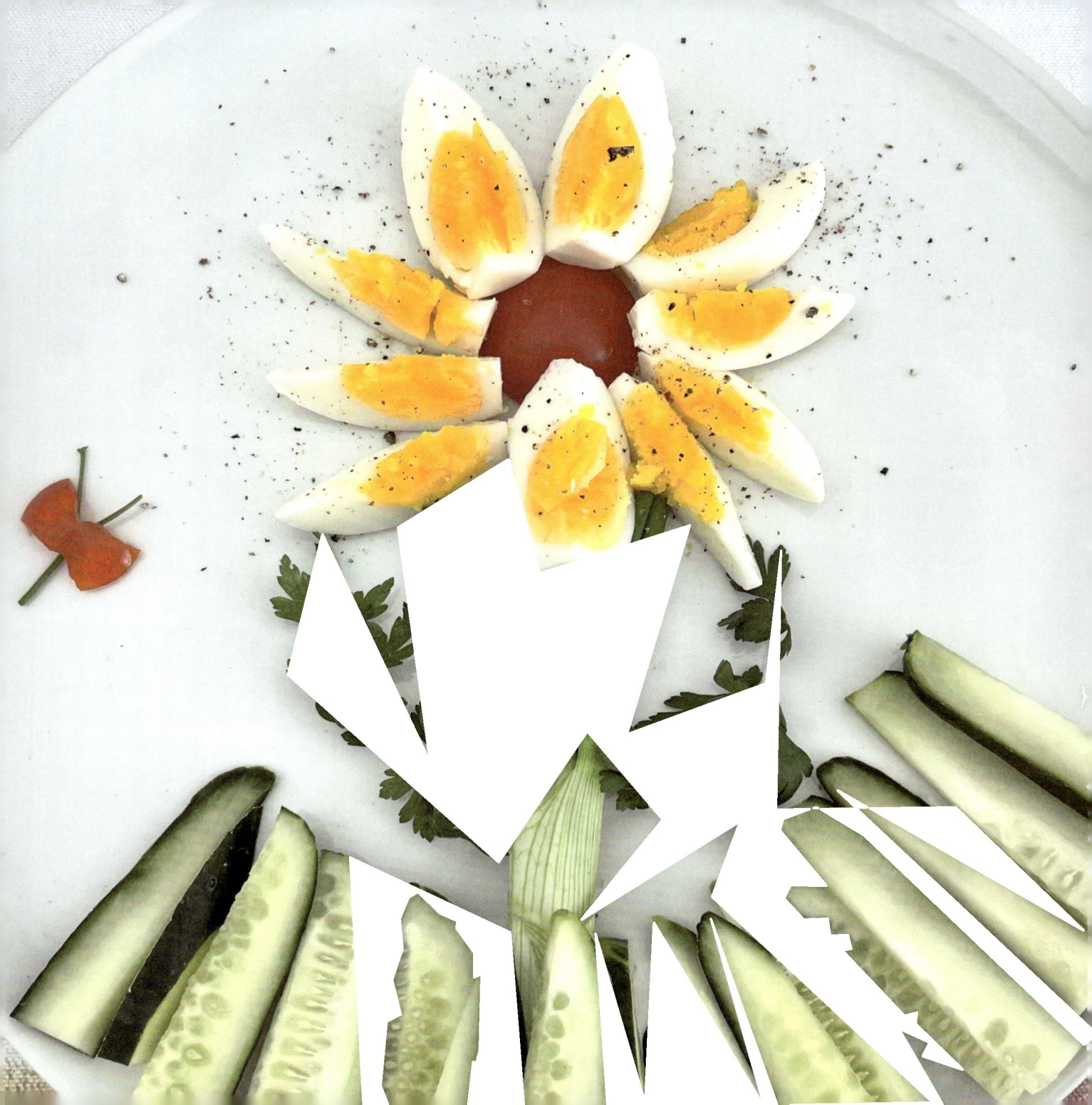